VADE-MECUM

DES

JEUNES GENS

OU

Guide pratique des Maladies Syphilitiques

VÉNÉRIENNES

A L'USAGE DES GENS DU MONDE

Précédé

D'UN ESSAI SUR L'ONANISME

Et contenant l'exposition

D'une Méthode certaine de Préservation

Par le Docteur André LEBEL,

Bachelier ès lettres et ès sciences,
Docteur en médecine de la Faculté de Paris, Pharmacien de première classe de la même Faculté,
Ex-Médecin sanitaire attaché aux stations du Levant et de l'Afrique.

CINQUIÈME ÉDITION

Prix : [illegible] francs.

PARIS

CHEZ F. MOREAU, LIBRAIRE, PALAIS-ROYAL,
Péristyle de Valois, 182-183, en face la galerie d'Orl.
ET CHEZ L'AUTEUR, RUE DE SAINTONGE, 68.

VADE-MECUM

DES

JEUNES GENS

OUVRAGES DU MÊME AUTEUR

Mémoire sur la Saponification du Baume de Copahu. —(Paris, 1848.) *Académie impériale de Médecine.*

Mémoire sur la Préservation rationnelle de la Syphilis, par l'emploi du perchlorure double de Manganèse et de fer. — (Paris, 1856). *Institut de France et Académie impériale de Médecine.*

Mémoire sur la Curabilité des Hémorrhoïdes par la poudre de scordium composée. — (Paris, 1857). *Académie impériale de Médecine.*

VADE-MECUM

DES

JEUNES GENS

OU

Guide pratique des Maladies Syphilitiques

VÉNÉRIENNES

A L'USAGE DES GENS DU MONDE

Précédé

D'UN ESSAI SUR L'ONANISME

Et contenant l'exposition

D'une Méthode certaine de Préservation

Par le Docteur André LEBEL,

Bachelier ès lettres et ès sciences,
Docteur en médecine de la Faculté de Paris, Pharmacien de première classe de la même Faculté,
Ex-Médecin sanitaire attaché aux stations du Levant et de l'Afrique.

CINQUIÈME ÉDITION

Prix : 2 francs.

PARIS

CHEZ F. MOREAU, LIBRAIRE, PALAIS-ROYAL,
Péristyle de Valois, 182-183, en face la galerie d'Orléans,
ET CHEZ L'AUTEUR, RUE DE SAINTONGE, 68.

1858

Paris. — Typ. Morris et Comp., rue Amelot, 64.

ESSAI

SUR L'ONANISME.

Le plus grand, le plus dangereux, le plus redoutable ennemi de la jeunesse est l'onanisme. L'orgueil, l'amour d'une fausse liberté, la vanité, la soif des plaisirs peuvent détourner les jeunes gens des occupations sérieuses, troubler leur tête, aveugler leurs yeux, empoisonner leur cœur; mais tandis que ces vices marchent ordinairement la tête levée et peuvent être reconnus et combattus par une sage éducation, par les principes religieux, un ennemi honteux, presque toujours caché, se glisse dans l'obscurité et exerce ses ravages souvent fort longtemps avant d'être découvert. Cet implacable fléau de la jeunesse est ce qu'on appelle péché secret, vice solitaire, onanisme, masturbation. Il consiste dans l'attouchement inutile et prolongé des organes génitaux. Des milliers de jeunes gens se précipitent dans ce vice, plusieurs séduits par d'autres et sans savoir ce qu'ils font. La plupart cependant savent qu'ils font mal, mais ils ne veulent ou ne peuvent plus s'affranchir de cette malheureuse habitude; *ne peuvent plus*, — c'est terrible à dire, mais cela est?

La masturbation, outre qu'elle dégrade l'âme et éteint bientôt l'intelligence, est non moins funeste pour le corps ; elle occasionne la perte des humeurs et des forces les plus nobles de l'homme. Le fluide spermatique ou séminal que l'excitation impudique des parties génitales fait sortir de l'homme, est le fluide le plus vital, le plus fortifiant de notre corps ; il a la vertu de produire de nouveaux être humains ; il renferme par conséquent en lui-même tout ce qui appartient à l'essence de la nature humaine. Il en est de la semence de l'homme comme de celle de la plante, qui porte en elle-même tout le monde végétal qui doit en sortir. Aussi, la semence est-elle dans la plante la partie la plus noble et la plus parfaite. Que sont toutes les branches et toutes les feuilles, que sont même les plus belles fleurs, auprès du fruit de l'arbre? Mais le fruit renferme la semence, et dans celle-ci est contenue toute la force propre de la plante, toute la vie : tout le développement du végétal n'a d'autre but que de produire la semence.

Eh bien, de même que dans la plante la semence renferme l'essence et la force principale de tout le végétal, de même la semence, le fluide spermatique de l'homme, est l'essence de son développement et de sa maturité; toutes les forces de son corps se concentrent en lui, parce qu'il doit renfermer le germe de tout ce qui constitue la nature humaine. Et c'est pour cela que les viscères de notre corps chargés d'élaborer le fluide spermatique sont en relation avec les organes les plus essentiels de tout le corps : avec les artères et les nerfs, en particulier aussi avec le cerveau, région d'où sortent les nerfs et où s'accomplissent les fonctions les plus élevées de la vie. Deux artères de la grosseur d'une plume de corbeau conduisent le sang de la grande artère aorte, dans les testicules où elles se divisent en une infinité de petites artères qui, bientôt elles-mêmes, portant le sang dans la trame du tissu, donnent naissance au fluide spermatique en subissant une transformation nouvelle. La semence, ou fluide spermatique, peut se comparer au vin qui se forme dans les baies de la grappe, tandis que le sang n'est que comme le suc ou la séve que la vigne puise dans le sol par ses racines. Et de même que le vin est un principe fortifiant et d'un bouquet agréable; de même le sperme est une essence de vie, une liqueur aromatique dont quelques gouttes seulement suffisent pour donner la vie à un nouvel être. Or, c'est le principe vital que l'onaniste prodigue avec une si coupable témérité! Les médecins sont unanimes à déclarer que la perte de trente grammes de fluide spermatique affaiblit plus le corps que la perte d'un kilogramme de sang. Dans de graves maladies, quand le médecin croit devoir saigner son malade, il lui prend au plus trois cents grammes, quatre cents grammes de sang, crainte de trop l'affaiblir; et à quelle longue faiblesse sont condamnés les convalescents auxquels on n'a peut-être pas tiré en tout et à plusieurs reprises plus de quinze cents grammes de sang! Qui ne frémirait pas à la pensée que des milliers de malheureux jeunes gens perdent en peu de temps plus de liqueur spermatique que n'en pourraient remplacer ces quinze cents grammes de sang? Et s'étonnera-t-on que la perte d'un élément si vital entraîne à sa suite les conséquences les plus affreuses? On est rempli d'horreur quand on pense que la plupart des onanistes commencent à se livrer à cette fatale manœuvre avant le temps où le sperme se forme dans le corps (avant l'âge de seize ans; il y a des enfants qui sont déjà entraînés dans le vice dès l'âge de six ans. J. J. Rousseau, dans ses *Confessions*, dit que sa bonne le lui avait inoculé en le fouettant doucement avec la main), et font ainsi une plus grande violence à la nature. Le sang va toujours s'appauvrissant, l'affaiblissement et la désorganisation se mettent dans toutes les parties du corps : mais outre la perte d'humeurs, de fluides indispensables à la vie, l'onanisme produit dans le système nerveux une tension qui n'est point naturelle et qui est suivie d'un relâchement nerveux extrêmement funeste. Les parties génitales sont plus abondantes en nerfs qu'aucune autre partie du corps, et elles sont par là étroitement liées avec les organes les plus importants de la vie, avec la moelle épinière et les nerfs qui en sortent, avec le cerveau et les nerfs qui en dépendent; et comme le système nerveux est le porteur et le conducteur de toutes les sensations et de tous les mouvements, il en résulte que tout ce qui intéresse les organes génitaux influe sur les nerfs et les organes auxquels ils se rendent en particulier ; sur l'estomac, les organes digestifs, les poumons et le cœur. Ainsi, par l'excitation des parties génitales, les nerfs sont surexcités dans tout le corps et acquièrent une tension beaucoup plus forte dans l'onanisme que dans la cohabitation naturelle du mariage, et par conséquent aussi beaucoup plus dangereuse. Or, toute tension produit le relâchement. Le bras qu'on astreint à des mouvements forcés, a bientôt épuisé ses forces ; l'œil qui est trop retenu sur des objets qui le fatiguent s'affaiblit et finit par refuser ses fonctions. A combien plus forte raison donc une excitation et une tension contre nature des nerfs les plus délicats ne doivent-elles pas être funestes au corps ! Les nerfs dont on abuse ainsi perdent leur énergie, leur force, leurs fonctions naturelles, leur vie; de là, des crampes d'estomac et des palpitations.

Épicure, ce philosophe du plaisir, ne disait-il pas à ses disciples que la perte de la semence est une perte d'une partie *de notre corps et de notre âme.*

A combien de funestes maladies la masturbation habituelle n'astreint-elle pas l'homme !

Les suites de l'onanisme, dit Tissot, sont très-diverses, suivant les constitutions, les divers genres de vie. Mais il n'est personne qui, d'une manière ou d'une autre, puisse échapper à ses affreuses conséquences, telles que : *dérangement complet de l'estomac, affaiblissement dans l'appareil de la respiration, grand relâchement dans le système nerveux.*

Dérangement complet de l'estomac. Chez les uns, il y a extinction d'appétit; chez les autres, un appétit dévorant, une vraie gloutonnerie; il y en a qui éprouvent de grandes douleurs, surtout durant la digestion, ou qui ont des vomissements qu'il est impossible d'arrêter, aussi longtemps qu'on persévère dans la mauvaise habitude.

Un affaiblissement dans l'appareil de la respiration, d'où résulte souvent une toux sèche; presque toujours une voix enrouée et faible. Une respiration violente l'accompagne de mouvements si vifs et si fatigants, que bientôt la pauvre victime de la masturbation offre tout le cortége funèbre des symptômes de la phthisie pulmonaire. La tombe s'ouvre pour *un nouveau poitrinaire.*

Un grand relâchement dans le système nerveux. Quiconque connaît un peu l'organisation du corps humain, comprendra facilement quelle foule de maladies ces trois conséquences de l'onanisme peuvent engendrer, et l'expérience est là pour montrer qu'il en est réellement ainsi.

Les premiers symptômes qui paraissent sont ordinairement une perte sensible des forces du corps; la pâleur des joues, une couleur blafarde, la pâleur des lèvres, un changement rapide des couleurs du visage; des cercles gris-bleu autour des yeux, un regard incertain et timide, des yeux vitrés, une jaunisse invétérée; de petits boutons sur la figure qui n'ont l'air de disparaître que pour faire place à d'autres et qui se renouvellent surtout sur le front, aux tempes, autour du nez, et produisent plus ou moins de pus; une sensibilité extraordinaire quand le temps va changer, et surtout quand le froid commence; des yeux mats et les traits affaiblis; un remarquable affaiblissement de toutes les forces de l'âme et en particulier de la mémoire.

Les jeunes gens qui se livrent à la masturbation n'atteignent jamais le complet développement auquel ils étaient destinés par la nature. Quelques-uns ne peuvent plus dormir, d'autres sommeillent continuellement.

Presque tous deviennent hypocondriaques ou souffrent d'affections hystériques (de la matrice) et ont, par suite de cela, des battements de cœur, de l'oppression, des souffrances, de la tristesse; ils soupirent, ils pleurent. Chez d'autres, une toux invétérée, une fièvre lente, et l'étisie, sont les peines qui accompagnent ce vice. Un autre se plaint de la tête, un autre de la poitrine, un autre de l'estomac ou des intestins, un autre encore souffre du rhumatisme. Quelques-uns éprouvent une douloureuse roideur dans les membres, par exemple, dans la tête, ou bien aussi une agitation particulière dans les mains, les doigts, les pieds, les orteils, et de la faiblesse dans les genoux. Les fonctions digestives sont souvent complétement dérangées; les uns se plaignent de constipation, d'autres d'hémorrhoïdes (flux de sang par le fondement), d'autres encore d'infirmités plus ou moins graves. A ces maux s'ajoutent souvent encore des douleurs et des dérangements dans les parties de la génération, une perte continuelle de fluide séminal qui finit par épuiser le corps, un pissement pénible et une urine brûlante; ou bien, au contraire, le malade ne peut retenir son urine, d'où il résulte que les enfants mouillent souvent leur lit. L'illustre Boerhaave indique, comme conséquence de l'onanisme, la fatigue, la faiblesse, la pesanteur des membres, des douleurs dans le cerveau, dans les tuniques qui l'enveloppent, l'affaiblissement des sens, surtout de la vue, la consomption de la moelle épinière, et beaucoup d'autres maladies.

En général, on peut affirmer que l'onanisme est encore la source d'une foule de dérangements dans l'esprit et de singularités dans l'humeur; elle engendre l'exaltation, l'abattement, la mélancolie; souvent la folie et le suicide peuvent en résulter.

Un jeune homme était doué des plus beaux dons du corps et de l'âme, mais personne ne voyait dans son corps un serpent qui rongeait le fil de ses jours. Il paraissait extérieurement calme, et il ne permettait qu'à son plus intime ami de jeter ci et là un regard dans sa nuit intérieure. Un jour, il était gai et joyeux dans une société pleine d'entrain. Lorsqu'il revint à la maison, le ciel était couvert de gros nuages noirs, et la pluie fouettait les arbres avec bruit; alors son âme se troubla et devint déserte; le frémissement des feuilles flétries lui révéla son état intérieur; il se précipita désespéré dans le triste paysage d'Hiver. Personne ne soupçonnait un malheur. Mais le matin on trouva son corps percé d'une balle. Un pistolet était près de lui.

Un étudiant en médecine fut tellement abîmé par la masturbation, qu'il dut renoncer à suivre ses cours, et on l'entendait répéter sans cesse : *Je suis mort, je suis mort, je ne puis rien faire, tout est perdu pour moi,* etc. Plongé dans une stupide oisiveté, il était un fardeau pour lui-même et pour les autres, et c'est en vain qu'on essaya de remonter un peu son état dans une maison d'aliénés ; aujourd'hui il est fou.

Comme première influence de ce vice, on remarque chez les jeunes gens une distraction frappante, l'inattention, des pensées vagabondes, de la répugnance pour l'étude, de l'aversion pour tout ce qui demande un effort soutenu et un dépérissement considérable des forces de l'esprit. Mais ce qui frappe le plus chez les onanistes, c'est leur aversion ou leur indifférence pour la religion, et en général pour tout ce qui est noble et élevé. Les choses les plus belles, les plus sublimes, la parole de Dieu, l'amour de la liberté, de la patrie, les trouve froids et indifférents ; ils sont comme enchaînés à un vice honteux, et ils n'ont plus d'élan pour un monde élevé et invisible. Là où était la jeunesse, le beau temps de l'enthousiasme, vous ne trouvez plus qu'un cœur corrompu et à jamais fermé à l'inspiration et aux élans nobles et généreux. Ce qui touche et électrise les trouve glacés, insensibles; leur cœur est engraissé. Ils ne sortent plus du cercle étroit de leur moi, et ce moi, ils ne peuvent pas même l'aimer, tant ils ont de mépris pour eux-mêmes.

Hufeland lui-même ne dit-il pas : « La flétrissure que la nature imprime sur un tel vice est terrible. Le jeune homme n'est plus qu'une rose flétrie, un arbre séché au temps de la floraison, un cadavre mobile. Toute vie et tout feu sont détruits par cette passion hideuse, et il ne demeure plus que l'épuisement, l'inactivité, la pâleur de la mort et le découragement de l'âme; il parle peu et avec peine, toute la vivacité de l'esprit est étouffée. Des garçons qui avaient du génie et du talent ne donnent plus que des *benêts*, des *Joseph Prudhomme*, car l'âme perd le goût des choses élevées; l'imagination est complétement pervertie. La vue d'un objet femelle éveille en eux des désirs impurs; l'angoisse, le remords, la honte et le sentiment d'être rivé à l'horreur de ce vice, mettent le comble à leurs tourments intérieurs. Le sentiment affreux de la mort que l'onaniste porte en lui, lui fait désirer l'anéantissement total, l'âme est assiégée de mille pensées de suicide. La perte de ce qui donne la vie est ce qui inspire au plus haut point le dégoût et l'ennui de la vie, auxquels on est si enclin de nos jours. »

Enfin, une malédiction particulière de l'onanisme est l'impuissance de procréer des enfants, ou du moins des enfants sains. Quand le fluide spermatique est si souvent prodigué, il perd insensiblement ses propriétés naturelles; il devient impuissant, aqueux; il ne renferme plus le germe d'une vie nouvelle. Ainsi, les onanistes se privent de la plus noble des joies de ce monde, de celle qu'un père, qu'une mère trouvent dans leurs enfants. Ou, s'ils ont des enfants, ils sont d'une faiblesse nerveuse excessive et remplis de scrofules; ce ne sont que de misérables avortons. Telle la semence, tel le fruit!

PRÉSERVATION, GUÉRISON.

Les meilleurs remèdes contre l'onanisme sont *les moyens moraux, religieux*. Ceux-ci font partie de l'éducation ; mais il est encore des moyens particuliers pour se préserver et se guérir de l'onanisme.

1° *Il faut éviter l'oisiveté et l'ennui*. Comme notre âme est toujours active et qu'elle ne peut pas exister sans penser, elle ne peut non plus se reposer dans l'oisiveté ; elle se perd dans de folles pensées, dans des rêves insensés et dans des images qui ne manquent pas de faire naître en elle des désirs libertins. Il y a déjà un onanisme spirituel ; un travail suivi qui occupe le corps et l'esprit chasse les pensées folles et voluptueuses, relève les forces de la volonté, fortifie la santé, et met devant nos yeux, au lieu d'images impures, un but élevé dont la poursuite donne à notre être une direction noble, honnête.

2° *Il faut éviter tout ce qui amollit et énerve.* On doit regarder comme nuisibles : les lits de plume doux et chauds ; les habits trop chauds, trop étroits ; une nourriture trop délicate et trop abondante ; des occupations trop faciles ; le manque de mouvement et d'exercice. L'onanisme naît souvent de l'abus qu'on fait du lit, soit qu'on se couche trop tôt ou qu'on se lève trop tard.

On évitera avec soin les excitants dangereux renfermés dans les aliments trop forts, trop épicés, nutritifs (par exemple, trop de viande, trop de champignons, d'œufs), les boissons fortes et échauffantes et tout ce qui ébranle les nerfs.

3° Enfin, ne se laisser aller à aucune intempérance de vins, de liqueurs alcooliques et même d'aliments trop fréquents; on doit fuir le commerce de gens légers, des personnes d'un autre sexe, s'abstenir de mauvaises lectures et fuir les scènes impudiques du théâtre.

REMÈDES. Parmi les remèdes proposés pour la guérison de l'onanisme, les préparations de *quinquina*, de *fer*, ont souvent été administrées ac succès. *Le* ve*camphre* aspiré dans un tuyau de plume est aussi très-salutaire.

Les eaux minérales ferrugineuses, telles que les eaux de Spa, de Bussang sont aussi fortifiantes. Le lait d'ânesse, le lait en général, quand on le digère facilement, est dans ces circonstances une excellente nourriture. Quand les pertes nocturnes deviennent trop fréquentes, il sera très-convenable de faire des lotions avec le vinaigre camphré étendu de beaucoup d'eau : un verre de vinaigre camphré pour un litre d'eau en application sur les parties génitales à l'aide d'une petite éponge.

Enfin, pour se fortifier, on peut aussi se laver tout le corps avec de l'eau froide; les bains et les douches sur le dos sont recommandables.

DES MOYENS PRÉSERVATIFS.

Les moyens préservatifs font essentiellement partie de l'éducation. On aura le soin de ne pas élever les enfants trop délicatement; il faut, au contraire, chercher à les endurcir par des lotions à l'eau froide, par des bains froids, par des mouvements à l'air libre, et par une vie sobre et bien remplie. Un sommier de paille d'avoine, un matelas, quelques couvertures, doivent composer toute la literie. Les vêtements ne doivent pas non plus être trop chauds, ni trop étroits, ni propres à exciter la vanité. Les pantalons étroits trop haut montés, qui pressent contre les parties génitales, sont particulièrement dangereux ; il en est de même de ceux ouverts sur le côté et qui permettent ainsi l'entrée de la main vers les parties naturelles. /La nourriture doit être simple : un peu de viande et de vin ; plutôt des pâtes féculentes, du laitage et des fruits/ rien d'excitant, d'échauffant, d'épicé, de trop nourrissant ; de l'eau fraîche en abondance ; de la régularité dans les repas.

On a vu souvent de petits vers (ascarides) qui sortent de l'anus exciter les parties naturelles et engendrer l'onanisme. Dans ce cas, on peut faire usage du remède suivant, qui consiste à saupoudrer, soir et matin, les parties naturelles avec de l'amidon renfermant du camphre finement pulvérisé.

PRÉFACE.

Un mal qui répand la terreur.

LA FONTAINE.

Dum hæc conscriberemus, veluti, enim pestilentia plurimos afflixit.

BENEDICTUS, *Med. univ.*, *lib.* 24, *cap.* 6.

En présence d'un fléau dévastateur qui mine aujourd'hui la société, qui, frappant partout, sans distinction de caste ni de rangs, porte ses ravages dans les palais et dans les chaumières, lorsque la constitution, la nature intime de notre génération commence à être gravement atteinte, l'homme observateur, le médecin, témoin journalier de cette désolation, se demandent s'il n'y aurait pas un remède à apporter à tant de maux.

Dans une pratique médicale de dix-huit années, médecin sanitaire dans le Levant et en Afrique, la position officielle qui m'était faite par le ministère de l'Agriculture et du Commerce m'a permis d'envisager cette terrible maladie dans toutes ses phases, sous les aspects les plus divers, depuis le *simple écoulement* jusqu'à *la lèpre* ou *l'éléphantiasis des Arabes*.

Je me suis alors posé ces deux questions :

1re QUESTION. Peut-on prévenir les maladies vénériennes?

2me QUESTION. N'ayant pu les prévenir, peut-on les guérir d'une manière plus rationnelle, plus radicale, plus prompte qu'on ne le fait ordinairement ?

Je puis répondre à ces deux questions affirmativement.

1re QUESTION. Peut-on prevoir les maladies vénériennes ? — OUI.

Dans la médecine ordinaire ou médecine *hippocratique*, médecine *allopathique* (selon les homœopathes), à laquelle j'appartiens, rarement, j'oserais dire presque jamais, on n'a cherché à aller au-devant des maladies, à les prévenir.

J'allais dire jamais, je me trompais. Une seule fois, un homme dont le nom ne périra pas, un des plus grands bienfaiteurs de l'humanité, JENNER, luttant contre une maladie affreuse, arrachait à la mutilation, à la mort, des millions d'hommes. Le virus vaccin était découvert.

Eh bien ! ce que Jenner tenta il y a soixante ans pour la variole, je l'ai tenté dans ces dernières années pour la syphilis, pour la maladie vénérienne, affection parfois moins grave que la variole, mais peut-être plus répandue, et qui chaque jour étreint de plus en plus la société comme dans un cercle de fer. Oui, dans un temps donné (*les fait sont là*), la maladie vénérienne doit disparaître; bientôt et qu'on ne me taxe pas d'utopie, *n'aura la vérole, la maladie vénérienne, que celui qui le voudra bien* (1).

Je m'explique : le chancre vénérien syphilitique ou *huntérien*, comme on voudra l'appeler, *source de la vérole*, n'est primitivement *qu'une affection toute locale*, et reste affection locale jusqu'à ce que *l'induration* se soit produite, phénomène qui n'a jamais lieu avant le *cinquième ou sixième jour* de la date de l'invasion ; l'*empoisonnement, l'infection générale* datent toujours de l'induration (ces faits sont aujourd'hui incontestables et incontestés), empêchez le chancre de grandir, étouffez-le dans son berceau, coupez la tête du serpent avant qu'il ne soit réchauffé, et vous aurez prévenu la vérole (2).

2me Question. *N'ayant pu prévenir à temps*

(1) Lire attentivement les chapitres *Hygiène et Précautions générales.*

(2) En cautérisant avec la *lotion lustrale pure* le chancre naissant, vous ne faites que ce que tous les jours on fait pour *la pustule maligne, le charbon, la morsure d'un chien enragé, d'une vipère.*

la maladie vénérienne par une raison quelconque, ignorance de la méthode de préservation, insouciance, incrédulité, ou autre, peut-on guérir cette maladie d'une manière plus rationnelle, plus radicale, plus prompte qu'on ne le fait généralement ? — OUI.

J'ignore le sort qui sera réservé à ce livre que j'écris pour les jeunes gens des deux sexes. Peut-être ne sera-t-il lu que d'un bien petit nombre, et dans ce nombre, beaucoup, soit insouciance, soit manque de foi dans ce que j'avance les preuves en main, passeront outre, sans tenir compte de mes paroles ; à ceux-là, tôt ou tard, malheureuses victimes, je dirai : Vous auriez pu prévenir le mal hier, aujourd'hui guérissez-vous !...

Ce petit manuel, ce guide des maladies vénériennes, outre la description succincte, lucide, et mise à la portée de tout le monde, des accidents syphilitiques, contient plus de cent formules empruntées aux cliniques des syphilographes les plus distingués, MM. Cullerier, Lallemand, Ricord, Puche, Lagneau,

Vidal de Cassis, etc. Ce livre vous servira de guide dans le traitement que vous pourrez alors diriger seul. Si la gravité du cas l'exige, prenez l'avis d'un praticien consciencieux et éclairé, de votre médecin, faites exécuter la formule, l'ordonance appropriée à votre mal, chez le pharmacien de votre choix. Échappant ainsi au *Charybde* de la vérole, vous ne risquerez pas de tomber dans le *Scylla* d'un charlatanisme ignorant, cupide et sans pudeur.

HYGIÈNE

PRÉCAUTIONS GÉNÉRALES.

—

L'Européen, qui se croit si fort, si avancé dans la civilisation, n'a cependant que les apparences de la force et du progrès. L'homme du dix-neuvième siècle a pu supprimer les distances, percer les montagnes, atteler le feu, il n'a pu se préserver encore de la maladie. Vainqueur de la matière, nouvel Icare, il s'élance hardiment sur les routes du ciel ; pauvre roi de la création, il est l'esclave d'un mal hideux, qui le ronge et le couche au tombeau. Moins prudent, ayant moins l'instinct de la conservation personnelle que le sauvage qui, abrité derrière un lambeau de toile, interroge la nuit profonde du désert et défie le lion et le jaguar, l'homme civilisé, dans les lambris dorés d'un palais, devient la proie d'une maladie que la plus simple précaution lui ferait éviter.

Il suffit, en effet, après tout coït suspect, d'uriner; puis de laver immédiatement les parties sexuelles (gland et prépuce chez l'homme, vagin chez la femme) avec *la lotion lustrale* étendue d'eau dans la proportion d'une cuillerée à café de lotion par verre d'eau, pour *se préserver infailliblement de tout écoulement.* L'écoulement, il est vrai, constitue le plus souvent une affection bénigne, mais parfois aussi il est la source des accidents vénériens les plus graves, et, dans toutes circonstances, c'est une maladie incommode, répugnante et tenace.

Il est également indispensable, après tout rapprochement sexuel plus ou moins équivoque, d'examiner avec soin le gland et le prépuce, et de toucher de suite avec *une goutte de lotion lustrale pure* une solution de continuité quelconque, *éraillure, déchirure,* qui peut se présenter. J'en dirai tout autant des petits boutons ou élevures qui peuvent se développer, devenir proéminents sur toute la surface des parties sexuelles, *car là, indubitablement, le futur chancre fera élection de domicile.* On incise, avec la pointe d'un canif, de ciseaux ou d'une lancette, le bouton, puis on verse sur la petite plaie une goutte de lotion lustrale pure, *et le chancre est à jamais détruit* (1).

Avec une pratique *aussi simple qu'inoffensive,* non-seulement toute personne sera sûrement préservée, mais encore la vérole, la maladie vénérienne, finira par disparaître, j'en ai la ferme conviction. Cette conviction est établie sur des *faits, des expériences directes, tentées, avec plein succès, dans les hôpitaux spéciaux de Paris, de Lyon, de Marseille, d'Alger et d'Alexandrie* (Égypte).

Je m'attends à bien des critiques, plus ou

(1) Des expériences nouvelles, faites en grand à l'hôpital du Midi, juin et juillet 1855, par M. Ricord, ne laissent aucun doute à ce sujet.

moins empreintes de fiel; peut-être même serai-je taxé de charlatanisme; mais, fort des expériences de confrères justement honorés et estimés, fort de mes observations personnelles, fort surtout de l'idée que j'ai accompli un devoir en créant une œuvre honnête, profitable, à l'humanité entière, je braverai tout; je dirai aux incrédules, aux sceptiques, aux rieurs, aux médisants : Je ne fais pas mystère de ma méthode, de mes formules (1). *Essayez, et vous serez convaincus !...*

(1) Voir aux *Bulletins de l'Académie impériale de médecine*, les comptes rendus des séances des 10 avril et 8 mai 1855.

DE

LA BLENNORRHAGIE

Ou Gonorrhée.

J'ai cru devoir traiter dans ce manuel des maladies vénériennes par ordre de fréquence et de bénignité. Cette division, peu scientifique il est vrai, mais naturelle, sera plus facilement saisie par mon lecteur, homme du monde, peu versé probablement dans les classifications médicales.

La *blennorrhagie* ou *gonorrhée* a reçu encore bien d'autres noms, tels que ceux *d'urétrite virulente*, *vénérienne*, *syphilitique*, *écoulement*, *échauffement* ou *chaudepisse*.

Historique. — Soit que l'on fasse dater cette

affection de la découverte du Nouveau Monde, soit que le mal ait pris naissance en Europe, soit qu'on l'ait importé d'Amérique, peu nous importe; qu'il me suffise de dire que cette maladie était connue dès la plus haute antiquité. Chez le peuple juif, elle était tellement contagieuse, que Moïse, dans *le Lévitique*, chapitre 15, verset 2, dit : *Vir qui patitur fluxum seminis immundus erit* (*l'homme qui sera atteint d'un écoulement sera déclaré immonde*), et prescrit non-seulement *des ablutions*, des bains, mais encore, ce qui serait peu goûté de nos jours, la séquestration des individus qui en étaient atteints.

La circoncision, pratiquée au début de la vie, les ablutions ou lotions fréquentes, n'étaient certainement, aux yeux du législateur israélite, qu'un moyen préservatif d'une des formes de cette affection. Telle était l'intention de Moïse, eu égard à la fréquence des chancres, situés sur le frein, à la base du gland. Ce lieu, qui offre le plus de sinuosités, en favorisant l'amas du pus, hâte l'éclosion du chancre.

Les précautions religieuses et hygiéniques de Moïse étaient tout aussi rigides à l'égard des femmes, et elles étaient, à l'époque de leurs règles, et même dix jours après, regardées comme impures, et il était défendu, sous des peines excessivement sévères, de les approcher.

Les écrivains arabes paraissent aussi avoir connu ce flux muco-purulent. Quelques manuscrits, religieusement conservés à Alexandrie, où j'ai pu les lire, en font mention. *Jean Ardern*, médecin écossais, dans un livre qui parut en **1370**, près de deux siècles avant l'invasion ou l'apparition de la vérole en Europe, parle de cette affection, qu'il nomme *arcure.*

Quoi qu'il en soit de l'antiquité de cette maladie, toujours est-il que depuis l'invasion de la syphilis en Europe, c'est-à-dire depuis le seizième siècle environ, et peut-être bien à cause de cette invasion, la blennorrhagie fut toujours considérée, jusqu'au commencement de notre siècle, comme une forme par les uns, comme un symptôme par les autres, de la syphilis ou vérole.

Aujourd'hui que le temps a fait justice de cette erreur comme de tant d'autres, on reconnaît et on admet des blennorrhagies simples, quelle qu'en soit la cause, et des blennorrhagies virulentes ou syphilitiques. Que la blennorrhagie soit le résultat d'un virus particulier, différent du virus syphilitique, que ce soit une simple inflammation de la muqueuse de l'urèthre ou la sécrétion morbide d'un chancre apparent ou caché, je n'aborde pas ces questions oiseuses pour les gens du monde et qui m'éloigneraient du but pratique que je me suis proposé.

Pour M. Ricord, la blennorrhagie n'est jamais syphilitique; — contre cette proposition on a opposé des faits nombreux que je vais faire connaître ainsi que les réponses de M. Ricord.

M. Cazenave, qui soutient l'opinion que la blennorrhagie et le chancre peuvent se produire réciproquement, cite à l'appui de sa manière de voir le fait suivant, emprunté à Vigaroux : » Six jeunes gens eurent tour à tour commerce avec la même fille, qui leur donna la vérole à tous. Elle se manifesta chez quelques-uns avec les mêmes symptômes, chez d'autres avec des symptômes différents; le premier et le quatrième, suivant l'ordre dans lequel ils se présentèrent pour être traités, prirent des chancres et des poulains; le deuxième et le troisième prirent chacun la chaudepisse; les deux autres, l'un un chancre et l'autre un seul poulain. »

Cette observation trop peu détaillée n'a qu'une valeur secondaire, car la femme pouvait être atteinte tout à la fois de chancre et de blennorrhagie, et la différence des accidents survenus chez les jeunes gens s'expliquerait par les dispositions individuelles de chacun d'eux.

Mais voici qui est plus grave : M. Cazenave a cité des cas où des chancres ont été contractés par le contact des parties génitales avec le pus blennorrhagique; le même auteur, d'accord en cela avec MM. Martin et Legendre, assure que des syphilides, en tout semblables à celles qui succèdent à des chancres, se montrent fréquemment chez les individus qui, malgré les plus vives instances et l'examen le plus minutieux, n'ont jamais accusé que l'existence de deux ou trois blennorrhagies.

D'un autre côté, l'expérimentation semble avoir confirmé l'observation pathologique : Hunter était arrivé à conclure que la gonorrhée et le chancre présentent la même disposition morbide, au point qu'ils produisent la même espèce de pus. » Enfin M. de Castelneau cite un fait d'inoculation où le pus blennorrhagique, en l'absence de toute complication, que l'on avait constatée par le plus sérieux examen, avait donné naissance à la pustule caractéristique du chancre, comme si l'on avait inoculé le pus chancreux lui-même.

M. Ricord ne pouvait contester ni la réalité de ces observations, ni l'autorité de ses contradicteurs; il a accepté les faits, mais il a dit à ses adversaires : Si les parties génitales ont contracté des chancres au contact d'un pus que vous croyez purement blennorrhagique, c'est qu'un chancre, caché à l'anus, et dont la matière a pu se mêler à celle de la blennorrhagie, a échappé à votre investigation, car le malade a toujours intérêt à dissimuler des pratiques honteuses; si d'autre part des syphilides apparaissent sur des individus n'accusant que des blennorrhagies, interrogez-les mieux, examinez attentivement toutes les parties où des chancres peuvent se produire, et si les réponses des malades ne vous éclairent pas, vous rencontrerez des traces ou des cicatrices de chancres; pour moi, quand un accident secondaire se présente à ma visite, j'ai toujours saisi des traces de l'accident primitif; enfin si un pus d'apparence simplement blennorrhagique donne naissance à un chancre, soit par le coït, soit par l'inoculation, ou si la blennorrhagie est suivie d'accidents syphilitiques secondaires ou tertiaires, soyez convaincu qu'un chancre se trouve dans le canal de l'urèthre, et, si cette matière *blennorrhagique chancreuse* ne donne aucun résultat à l'inoculation, cela tient à ce que le chancre larvé est profondément situé dans l'urèthre et que le pus que vous inoculez est tout simplement le résultat de la sécrétion inflammatoire de la partie de l'urèthre comprise entre le chancre et le méat urinaire.

Le chancre larvé a rencontré plus d'un incrédule, et on n'a pas manqué d'opposer à **M.** Ricord les autopsies que pratiqua Hunter sur deux suppliciés atteints de blennorrhagie et dont les canaux de l'urèthre ne présentèrent aucune trace de chancre. Je m'étonne qu'on ait fait à M. Ricord la partie aussi belle et que M. Valleix, dans un de ses ouvrages, ait reproduit cette preuve qui n'en est pas une : Hunter, en effet, ne pouvait pas trouver des chancres sur les deux suppliciés dont il parle, car, ainsi que le fait heureusement remarquer M. Ricord, il n'avait constaté rien de ce qui caractérise le chancre, c'est-à-dire inoculation, vérole constitutionnelle.

Sans doute, en appelant d'une manière plus exclusive l'attention des praticiens sur les antécédents du malade, résultant soit de son interrogatoire, soit de l'examen de son corps, M. Ricord a diminué de beaucoup le cadre des syphilis purement blennorrhagiques, mais je crois qu'il est des cas où la blennorrhagie elle-même a le caractère virulent, sans qu'il soit possible de constater matériellement l'existence d'un ulcère chancreux.

Quant au bubon d'emblée, M. Ricord nie complétement son existence; et cette manière de voir est en quelque sorte confirmée par les résultats négatifs que son inoculation a donnés à MM. Cullerier, Ratier et Gibert. Sur ce point, l'opinion de M. Ricord ne pouvait être différente, car, je le répète, selon lui il ne peut y avoir d'autres accidents primitifs que le chancre, lequel est constamment inoculable, précieuse prérogative qui le distingue non-seulement des ulcérations purement vénériennes, mais encore des accidents secondaires et tertiaires de la syphilis qui, dans aucun cas, ne jouissent de cette propriété.

Comme on le voit, l'inoculation est la pierre fondamentale de la doctrine de M. Ricord, et c'est sur elle que reposent le diagnostic, le pronostic et la nature de traitement des affections vénériennes et syphilitiques.

Ce traitement a été rendu par M. Ricord presque aussi méthodique que la vérole, et l'on peut dire aujourd'hui que, grâce aux efforts combinés de tous les syphilographes, chaque accident a, pour ainsi parler, sa médication particulière.

Le chancre étant purement local à son début, dans l'opinion de M. Ricord, celui-ci recommande de neutraliser sur place le virus, si faire se peut; pour cela M. Ricord a dû déterminer le temps précis au bout duquel commence l'infection constitutionnelle, et de ses observations il a cru devoir conclure que cette période était de cinq jours à partir, non de l'apparition du chancre, mais, chose bien essentielle, à partir du coït infectant; aussi recommande-t-il de cautériser le chancre à son début : « En prenant cette précaution, dit-il, on verra que le chancre, détruit avant le cinquième jour de son existence, est véritablement mort et ne produit plus d'accidents consécutifs (1). »

Quand le malade n'a pu ainsi être préservé de l'infection constitutionnelle, M. Ricord n'en recommande pas moins la cautérisation de l'ulcère qui ne sert alors qu'à activer sa cicatrisation,

La lotion lustrale employée à temps préserve infailliblement de tout accident.

et recourt au mercure pour prévenir les accidents consécutifs.

Si les accidents secondaires se sont manifestés, les préparations hydrargyriques sont continuées, et comme tous les bons syphilographes, M. Ricord a plus particulièrement recours aux iodures de mercure.

Enfin contre les accidents tertiaires l'iodure de potassium est souverain tant à l'extérieur qu'à l'intérieur.

La prophylaxie de la vérole, ce rêve de toutes les âmes généreuses et de tous les amis de la santé publique, est pour quelques esprits de nos jours la pierre philosophale, qu'ils ne déséspèrent pas de trouver. M. Auzias-Turenne est un de ces ardents expérimentateurs; il proclame comme préservatif une espèce de *saturation* vénérienne qu'il appelle *syphilisation*: La *syphilisation*, dit-il, est un état constitutionnel bien distinct de la *vérole constitutionnelle*, sur laquelle il offre le double avantage d'une immunité contre le chancre, et probablement aussi d'une garantie d'assez longue durée contre tout autre symptôme syphilitique. »

Mais en attendant que la syphilisation ait reçu droit de cité dans la science, ou plutôt que la syphilisation ait à jamais fait disparaître la vérole de la surface de la terre, il nous faut admettre avec les meilleurs esprits que tous les efforts pour prévenir la syphilis ont jusqu'à aujourd'hui abouti à montrer notre impuissance et la stérilité de recherches de toutes sortes. « Il n'existe pas de préservatif assuré et absolu du chancre, voilà ma déclaration, » dit M. Ricord, et malheureusement M. Ricord semble avoir raison..

Cependant il est des moyens qui, sans jouir d'une efficacité complète, sont recommandés par l'hygiène de l'expérience et qui doivent à ce titre fixer l'attention du médecin.

Qu'on me permette d'emprunter à M. Ricord les couleurs sous lesquelles il les signale; l'esprit y est jeté à pleines mains, et ce tableau, aussi vrai que piquant, me fera peut-être pardonner les graves discussions que j'ai été obligé d'aborder, et clora agréablement ce chapitre de l'histoire de la vérole ; voici donc comment s'exprime M. Ricord : « ..... Ce que la science présente de plus certain, en fait de prophylaxie, c'est de ne pas s'y exposer. Cela paraît un peu naïf ; mais que les débauchés s'en souviennent, c'est la vérité vraie. Je vais toucher ici un sujet délicat et rempli d'écueils. C'est encore une question de morale et de déontologie médicale non résolue, de savoir si le médecin peut et doit donner des conseils pour préserver d'un mal ceux qui s'exposent à le puiser à une source infâme. Je n'ai pas la prétention d'être plus rigoureux que l'austère Parent-Duchâtelet, qui a abordé ce sujet avec la pureté des intentions que vous lui connaissez. D'ailleurs ne suis-je pas rassuré par la nature même du journal qui donne à mes lettres une hospitalité si libérale? Je m'adresse à des savants, à des médecins, et n'est-ce pas vous qui avez dit, mon cher ami, que la science est chaste, même toute nue? Rassurez-vous, après tout, je ne ferai que glisser sur ce sujet scabreux.

» Il n'existe pas de préservatif assuré et absolu du chancre, voilà ma déclaration.

» Si, malgré cela, on veut en courir la chance, quelques précautions peuvent être prises. Il faut d'abord se souvenir du précepte de Nicolas Massa, si énergiquement traduit par Cullerier l'ancien... Les rapports ne doivent pas être volontairement prolongés; dans ce moment, il faut être égoïste, comme le disait le grave Hunter, mais non pas égoïste à la manière de Mme de Staël, qui appelait l'amour de l'égoïsme à deux.

» Les soins de la plus minutieuse propreté de la part des personnes suspectes, doivent être exigés dans les maisons publiques. Ce que nous savons depuis bien longtemps du dépôt du pus virulent qui peut être tenu en réserve dans les organes génitaux des femmes en démontre la nécessité. C'est un moyen de prévenir toujours les contagions médiates. Je vous ai dit que de nombreuses expériences m'avaient démontré qu'il suffisait de décomposer le pus virulent pour le neutraliser : la lotion lustrale, de l'alcool dans de l'eau, de l'eau étendue d'un cinquième de la liqueur de Labarraque, tous les acides étendus d'eau, de manière à ne pas être caustiques, le vin, la solution de zinc et d'acétate de plomb, suffisent pour empêcher le pus virulent d'être inoculable; tandis que si ce même pus n'est pas altéré, il suffit de quantités excessivement minimes, homœopathiques, si vous voulez, pour agir. M. Puche nous a dit, à l'hôpital du Midi, qu'il avait obtenu des effets de l'inoculation d'une goutte de pus mélangée à un demi-verre d'eau.

» L'usage des corps gras est très-utile, surtout pour les personnes de l'art qui doivent pratiquer le toucher sur des parties dangereuses. Les lotions astringentes qui tannent un peu les tissus ont souvent fait éviter la contagion.

» Mais si les soins de propreté sont nécessaires avant les rapports chez la personne qui peut contagionner, ils doivent être minutieux après l'acte chez la personne qui s'est exposée.

» Il est un moyen que la morale répudie et dans lequel la débauche a une grande confiance, qui sans doute garantit souvent, mais qui, comme l'a dit une femme de beaucoup d'esprit, est une cuirasse contre le plaisir et une toile d'araignée contre le danger.

» Ce *procédé médiat* est souvent poreux ou a déjà servi ; il se déplace fréquemment; il fait l'office d'un mauvais parapluie que la tempête peut crever, et qui, dans tous les cas, garantissant assez mal de l'orage, n'empêche pas les pieds de se souiller. J'ai vu, en effet, bien souvent des ulcérations de la racine de la verge, de l'angle péno-scrotal, des bourses, etc., chez des personnes qui avaient pris de ces précautions inutiles.

» Beaucoup de malades se croient à l'abri de la contagion en ne terminant pas l'acte vénérien. Une dame qui me consultait pour elle-même, était très-étonnée d'avoir communiqué une maladie à son amant, attendu, disait-elle, *qu'il ne concluait pas.*

» Quelques syphilographes physiciens croyaient que l'infection uréthrale en particulier s'effectuait après l'éjaculation qui faisait le vide, et par l'horreur que la nature a du vide. Mais des faits nombreux m'ont enseigné le contraire. L'éjaculation, en effet, doit être considérée comme une puissante injection d'arrière en avant et qui nettoie ainsi l'urèthre, et si les affections uréthrales, déjà si communes, ne sont pas plus fréquentes, c'est peut-être à cette condition qu'il faut le rapporter. Aussi un vieil et excellent précepte est celui qui recommande une prompte miction après tout rapport suspect. Dans des temps, heureusement loin de nous, on avait des psillés.

» La circoncision du prépuce, l'excision des nymphes trop longues devraient aussi constituer une règle d'hygiène des organes génitaux, car ces appendices favorisent beaucoup la contagion. »

(*France Médicale*, novembre 1856).

Définition. — On appelle *blennorrhagie*, *gonorrhée* ou vulgairement *chaudepisse*, une affection caractérisée par un écoulement de mucosités purulentes du canal de l'urèthre ou du vagin, avec inflammation.

Étiologie ou **causes.** — La blennorrhagie, dans le sens le plus étendu du mot, peut exister par suite d'une foule de causes *externes ou mécaniques*, *internes ou prédisposantes*, *directes ou sympathiques;* mais la blennorrhagie vénérienne ou syphilitique, qui fait le sujet de cet ouvrage, est constituée par un principe contagieux ou virus blennorrhagique, qui est toujours la conséquence de rapprochements sexuels entre un individu sain et un individu blennorrhagique, conséquence modifiée quelquefois par l'influence de *causes internes* ou *prédisposantes.*

Causes externes ou **mécaniques.**— En effet, la blennorrhagie peut survenir par suite d'une chute sur le périnée, d'une contusion de cette partie ou de la verge; elle peut être encore déterminée par la présence d'une sonde, d'une bougie, d'aiguilles, d'épingles, de gravier, de calculs ou de tout autre corps étranger, dans le canal de l'urèthre; par suite aussi de malpropreté, par l'irritation que cause à la base du gland la sécrétion de cette partie, aigrie, altérée par un long séjour.

Causes internes ou **prédisposantes.** — Si certaines maladies à génie épidémique, telles que le coryza, la bronchite, la rougeole, la scarlatine, etc., etc.; si de brusques variations de température, la répercussion d'anciennes affections scrofuleuses ou dartreuses, la goutte et le rhumatisme, un état atmosphérique continuellement humide, l'abus des salaisons, de la bière, ou l'usage d'une alimentation malsaine trop longtemps continuée; si toutes ces causes, que je nommerai *internes* ou *prédisposantes*, jointes au tempérament lymphatique, peuvent, la plupart du temps, donner naissance à la blennorrhagie, cet écoulement sera, dans l'immense majorité des cas, extrêmement bénin, non contagieux, et affectera plutôt la forme catarrhale propre aux muqueuses en général.

Causes directes ou **sympathiques.** — Mais il n'en est pas de même des causes directes ou sympathiques; elles ne peuvent qu'engendrer fatalement la blennorrhagie que je nomme *spécifique*, à cause de son caractère contagieux, et *vénérienne*, parce qu'elle résulte toujours du contact des sexes. Cette blennorrhagie est éminemment contagieuse, et ce qui la fait distinguer des blennorrhagies survenues sous l'influence des deux premières séries de causes, c'est que la sécrétion muco-purulente d'une blennorrhagie vénérienne, mise en contact dans les rapports sexuels avec une muqueuse saine, produira nécessairement, dans tous, ou presque tous les cas, une maladie identique, une blennorrhagie vénérienne. C'est de cette dernière affection que je parlerai.

DE LA

BLENNORRHAGIE AIGUË.

(Vulgo Chaudepisse).

—

Description. — La blennorrhagie à l'état aigu est toujours le résultat de la contagion.

La contagion, tout en pouvant se produire de plusieurs manières, est néanmoins presque toujours le résultat d'un coït impur. Il est vrai de dire cependant ici que presque tous les auteurs, M. Ricord entre autres, et cela à juste raison, prétendent que parfois une blennorrhagie peut survenir à la suite d'un coït avec une femme affectée de cancer ulcéré de l'utérus, d'un catarrhe utérin et même de simples flueurs blanches ou de règles. Plusieurs fois on l'a vue survenir à la suite du simple contact du meat urinaire ou de la muqueuse des yeux avec le pus blennorrhagique, comme on l'observe souvent chez les nouveau-nés. *John Hunter*, dans son *Traité de la Syphilis*, cite l'exemple bien plus extraordinaire d'un homme qui contracta une affection vénérienne grave en s'asseyant sur des lieux d'aisance où avait été déposée une goutte de pus.

La blennorrhagie apparaît après un temps plus ou moins éloigné du coït, et c'est là ce que les auteurs ont appelé *période d'incubation*.

Ce temps varie suivant les prédispositions individuelles ; mais, en général, l'écoulement se déclare dans les dix premiers jours de la cohabitation et presque toujours du deuxième au cinquième jour.

Symptômes.—*Première période.*—Comme premier symptôme, on observe un chatouillement particulier, une démangeaison même, accompagnée d'une certaine chaleur qui ne laisse pas, lors de l'émission des urines, que d'être on pourrait dire agréable. Cette sensation a son siége à l'orifice et pour ainsi dire sur chaque lèvre du meat urinaire, et s'accompagne d'un suintement aussi peu abondant qu'incolore. Mais cette douleur spontanée, peu intense d'abord, devient bientôt violente. *La miction au passage de l'urine* peut être comparée au passage d'un fer brûlant (d'où son nom populaire si caractéristique de chaudepisse). Les *érections*, qui ont surtout lieu la nuit, déterminent des douleurs insupportables; le malade est obligé de se découvrir, de se lever, de s'exposer au froid, pour les faire cesser. L'*éjaculation ou émission du sperme*, si l'on commet l'imprudence de se livrer au coït, est bien plus douloureuse encore. La douleur en général varie suivant le siége de l'inflammation, qui, bornée d'abord au gland, à la fosse naviculaire, finit par s'étendre plus tard au-dessous du pubis et dans la région périnéale. Pendant cette période, le suintement change de couleur, augmente en consistance; il devient jaunâtre et plus abondant, conserve une odeur fade de pus. Cette odeur, parfois même, est fétide. Les aines, les testicules, les reins, le périnée, tout est douloureux. Les urines sortent par un filet mince, intermittent et tourmenté. C'est alors que les malades retardent, et cela à tort, le plus qu'ils peuvent, le moment de l'émission des urines. Ces dernières, en effet, par leur séjour prolongé dans la vessie, acquièrent des propriétés âcres et mordicantes qui rendent leur émission plus douloureuse encore.

2e *période.* — Vers le dixième ou quinzième jour, tous ces accidents ont atteint à peu près leur summum d'intensité si la maladie doit être légére ; mais si elle doit revêtir un grand caractère d'acuité, jusqu'au vingtième jour tous les symptômes augmentent de gravité : la sécrétion, de jaune devient blanche, puis verdâtre, puis souvent sanguinolente. Dans cet état, les urines sont toujours très-douloureuses, en raison de leur long séjour dans la vessie ; la marche impossible et la station assise excessivement pénible.

Terminaison. — C'est à cette période que les accidents consécutifs à l'inflammation, dont nous parlerons plus tard, se montrent. Du vingtième au trentième jour, la maladie reste assez souvent stationnaire; puis du trentième au quarantième, les accidents s'amendent, la sécrétion muco-purulente, de rougeâtre qu'elle était, devient verte, blanche; enfin, visqueuse et incolore comme à son début.

Difficulté de Distinguer la Blennorrhagie simple de la Blennorrhagie virulente.

Bien que l'on ait prétendu que la fétidité ou l'odeur fade du pus, que sa couleur plus ou moins verte, que l'intensité des symptômes inflammatoires, leur apparition plus ou moins tardive, pouvaient jeter quelques lumières sur la nature virulente ou non de la blennorrhagie, jusqu'aujourd'hui le *seul, le vrai signe pathognomonique est dans l'inoculation*, uniquement par elle ; on peut reconnaître une blennorrhagie vénérienne dépendante ou compliquée d'un chancre caché.

Blennorrhagie sèche. — Telle est ordinairement la marche de la blennorrhagie aiguë ; cependant certains auteurs, et notamment Fabre et M. Ricord, ont remarqué, surtout chez les femmes, une blennorrhagie que le premier appelle *sèche*, et dont la marche diffère essentiellement de celle que nous venons de décrire. Les symptômes premiers, tels que la rougeur, la tuméfaction, la douleur, la sécheresse des parties se montrent bien ; mais il se fait dans le premier septenaire une révolution qui enlève toute trace de la maladie, et cela sans formation de sécrétion caractéristique.

Parmi les symptômes dont je viens de parler, il en est encore quelques-uns, dans la blennorrhagie très aiguë, sur lesquels il est nécessaire d'appeler l'attention. Ainsi il existe assez souvent un resserrement si considérable de l'urèthre, que, même avec de grandes douleurs, l'émission des urines peut à peine se faire ; encore sont-elles précédées et suivies d'écoulements de sang presque pur. Loin de considérer, comme beaucoup de médecins le font, cet écoulement de sang par la surface de l'urèthre comme un accident fâcheux, je crois que c'est toujours une bonne et excellente déplétion, qui tient lieu d'une application de sangsues, et rend l'accident que Hunter appelle *la cordée* infiniment plus rare.

En effet, l'urèthre étant fortement enflammé tant dans la portion mobile que dans la portion fixe, les urines sont mécaniquement arrêtées, les érections deviennent fréquentes et continuelles par la grande accumulation du sang dans les corps caverneux; la verge, qui ne peut se dilater, dans la partie inférieure autant qu'elle le fait dans la partie supérieure, se courbe alors, et cette courbure, correspondant dans sa partie convexe ou supérieure aux corps caverneux, concave ou inférieure au canal de l'urèthre, constitue ce que vulgairement on nomme *chaudepisse cordée*. Si maintenant on suppose, par la pensée, la facilité dans la pratique d'une émission sanguine locale, on en arrivera à conclure que l'apparition de ces symptômes inflammatoires et de leurs conséquences pourra toujours être empêchée ; eh bien! dans la pratique, cela est rarement applicable, c'est toujours à quelque distance du lieu où siége l'inflammation qu'il faut chercher à la combattre, de peur de l'augmenter en agissant autrement. Mais ce que la science prévoyante n'ose faire, la nature ou la hardiesse ignorante le font quelquefois. Ainsi quand, dans cet état, survient une hémorrhagie, par suite de la distension du tissu cellulaire et la rupture de la membrane muqueuse uréthrale, il est rare, si cette hémorrhagie est abondante, que le malade ne soit pas soulagé immédiatement; c'est aussi le but qu'on se propose vulgairement en *brisant la corde*. Ce moyen dangereux consiste à frapper, la verge étant posée sur un corps dur, sur la convexité de la verge; il y a déchirure du tissu cellulaire, éraillement de la muqueuse et écoulement de sang, dans les cas où ne se manifestent pas de plus sérieux accidents, comme la rupture du canal lui-même; mais, je le répète, cette pratique, des plus dangereuses, ne doit jamais être mise en usage. L'accident nommé chaudepisse cordée peut aussi reconnaître pour cause un état spasmodique de l'urèthre.

La blennorrhagie suraiguë amène aussi souvent des ulcérations à l'intérieur de l'urèthre : ce sont ces ulcérations qui concourent à fournir le produit de l'écoulement, et qui lui communiquent, selon qu'elles sont nombreuses et profondes, une nature plus ou moins purulente.

Siége de la blennorrhagie. — La blennorrhagie a son siége dans le canal de l'urèthre; cependant elle ne fait pas élection de domicile indifféremment et de suite dans toutes les parties de ce canal; elle affecte d'abord le méat urinaire, la fosse naviculaire, puis, gagnant de proche en proche, elle envahit jusqu'à la partie de l'urèthre postérieure au bulbe. Ce serait à tort que l'on considérerait la douleur comme le symptôme indicateur de l'invasion de la maladie, les parties les plus profondes de l'urèthre sont bien moins douloureuses que les premières; la fosse naviculaire entre autres. En effet, le summum de la douleur est au gland et à la fosse naviculaire, parce que la nature a doué ces parties d'une sensibilité physiologique exquise, qui explique le mot si profond de Jourdan : *La fosse naviculaire est le rendez-vous des sympathies uréthrales.*

La blennorrhagie ne siégé pas seulement, chez l'homme, dans le canal de l'urèthre, elle peut siéger aussi sur le gland ou sur le prépuce, ou plus souvent encore sur le gland et le prépuce à la fois. C'est ce que l'on nomme *blennorrhagie externe* ou *balano-posthite.*

Blennorrhagie externe ou **balano-posthite.** — La blennorrhagie externe reconnaît pour cause une inflammation du gland et de la muqueuse préputiale. Cette inflammation, quand elle est bornée au gland, peut venir d'une effrénée masturbation ; quand elle siége sur le prépuce (muqueuse préputiale), la malpropreté peut en être la cause occasionnelle, mais c'est ordinairement à un coït impur ou contagieux, ou bien encore à l'étroitesse du vagin dans le coït répété, qu'on rapporte les causes de cette forme de la blennorrhagie. Une ouverture du prépuce trop étroite peut encore être la cause de cette affection, en ne permettant pas, en cas de coït suspect, un lavage complet de ces parties avec *la lotion lustrale préservative.*

Quoi qu'il en soit de la cause, la sécrétion produite par le prépuce et le gland a toute l'apparence morbide de la sécrétion uréthrale; de plus, il s'y allie de l'humeur des glandes sébacées, qui s'altère sous l'influence de l'inflammation, et qui communique à l'écoulement une odeur qui se rapproche de celle *du vieux fromage ;* il y a de la chaleur, de la rougeur, et, quelques jours écoulés, une très-grande douleur. Le plus souvent le prépuce se gonfle; il y a phimosis. Lorsqu'il y a possibilité de découvrir le gland, la surface de cet organe est rouge et comme semée de petites granulations analogues à celles du col utérin; ce sont les papilles excessivement hypertrophiées qui donnent au gland l'aspect *dépoli* qu'offrent sa couronne et sa partie supérieure. Le gland est aussi quelquefois le siége d'ulcérations plus ou moins profondes, consécutives à l'inflammation des parties; ces ulcérations surviennent *par érosion de la muqueuse baignant dans le pus.* La marche de cette affection est ordinairement aiguë. De la propreté et un traitement méthodique en font bonne et prompte justice; cependant, les faits de la réapparition et du passage à l'état chronique de cette maladie ne sont pas rares; il suffit qu'elle ait existé pour qu'elle apparaisse de nouveau. Je dirai, au chapitre du traitement, les soins à employer pour conjurer son passage à l'état chronique, et sa réapparition.

Blennorrhagie virulente.— La blennorrhagie virulente (que ce mot a soulevé d'ardentes discussions depuis Hunter jusqu'à nos jours!) est une blennorrhagie qui doit son caractère principal et distinctif, par-dessus tout, à la présence d'un chancre dans le canal de l'urèthre.

La blennorrhagie *virulente* ou *syphilitique* ne diffère en rien, quant à sa marche, de la *blennorrhagie vénérienne;* elle en diffère seulement, mais alors d'une manière absolue, par les accidents secondaires qu'entraîne nécessairement après lui le chancre, *ce symptôme toujours fatal*, quand il n'a pas été reconnu et traité en temps opportun.

Si des accidents syphilitiques secondaires, survenus dans le cours ou à la suite d'une blennorrhagie, ont pu faire croire à l'identité des virus blennorrhagique et syphilitique, c'est que le chancre avait été méconnu, soit par trop de légèreté dans l'examen, soit à cause de la profondeur à laquelle il existait dans l'urèthre. Le chancre uréthral constitue à lui seul la blennorrhagie virulente, à lui seul doivent être rapportés les accidents secondaires qui peuvent accompagner ou suivre une blennorrhagie.

Au reste, la marche de la blennorrhagie virulente (accidents syphilitiques à part) n'est pas différente de celle de la blennorrhagie aiguë simple. Les symptômes, la terminaison sont les mêmes; quant au traitement, le traitement de l'accident syphilitique devient l'objet principal et en fait seul la différence.

A quel signe peut-on reconnaître une blennorrhagie virulente? — Le signe, le seul signe vraiment pathognomonique, est dans l'inoculation. En effet, lorsque l'inoculation est faite avec soin et en temps opportun, c'est-à-dire alors que le chancre, invisible à l'œil, mais soupçonné plus ou moins profondément fixé dans l'urèthre, en est encore à la période d'ulcération spécifique, cette inoculation, dis-je, peut seule produire le fatal et vrai signe de la blennorrhagie syphilitique ou virulente, en donnant le jour à un ou plusieurs chancres, suivant le nombre des piqûres.

Dès lors plus de doute, le traitement est tracé.

Quand, au contraire, l'inoculation a été pratiquée avec du muco-pus provenant d'une simple blennorrhagie, la piqûre devient d'abord le siége d'une irritation légère, puis rougit et s'enflamme comme une sorte de phlegmon diffus; quelquefois cette espèce de rougeur s'acumine en pustule, et donne une sérosité plus ou moins épaisse, qui se dessèche promptement sans laisser de traces.

Je n'ai pas besoin d'ajouter que le lieu choisi pour l'inoculation sera parfaitement indifférent si la blennorrhagie est virulente, le chancre, toujours le chancre, devant suivre l'opération. L'inoculation, voilà le critérium, la pierre de touche qui peut faire distinguer, d'une manière importante pour le traitement la blennorrhagie syphilitique de la blennorrhagie simple.

Accidents qui accompagnent et compliquent quelquefois la blennorrhagie aiguë simple. — Parmi les accidents qui peuvent accompagner la blennorrhagie aiguë, on distingue, dans l'ordre de leur fréquence, l'*épididymite*, l'*orchite*, le *phimosis*, le *paraphimosis*, le *bubon*, et l'*arthrite*.

Epididymite blennorrhagique. — L'épididymite est, de tous les accidents, le plus fréquent. Son apparition ne se fait jamais, ou presque jamais, dans les premiers temps de la maladie, au plus fort des douleurs; c'est surtout vers les quatrième, cinquième ou sixième semaines, alors que l'écoulement est à son déclin. L'épididymite a presque toujours lieu lorsque l'écoulement se fait par les parties profondes de l'urèthre. La maladie siége principalement sur l'épididyme gauche. La cause de cette préférence paraît tenir, d'après M. Ricord, à l'habitude qu'ont en général les hommes de porter les bourses à gauche; dans dans ce cas, le testicule droit serait soutenu par le pantalon, tandis que le gauche serait pendant.

Beaucoup d'auteurs avaient pensé que l'épididymite était toujours due à la propagation par contiguïté de l'inflammation ; mais l'observation de chaque jour m'a démontré que l'affection de l'épididyme, pendant le cours d'une blennorrhagie, avait aussi bien lieu par un effet de réaction sympathique que par propagation de l'inflammation; et la meilleure preuve, c'est que le transport brusque de l'inflammation sur l'épididyme opposé laisse le premier envahi, après un jour ou deux, presque toujours indemne de toute inflammation, quelque intense qu'elle ait été. Les symptômes qui accompagnent le plus souvent cet accident de la blennorrhagie, c'est, d'une part, l'engorgement considérable du canal déférent, de l'autre l'hydrocèle occasionnée par la sécrétion toute passive de la séreuse du testicule. Cette membrane peut même s'enflammer, fournir du pus pur ou mélangé de sang, des fausses membranes, enfin toutes les conséquences des membranes séreuses enflammées. Le tissu cellulaire sous-scrotal peut aussi, dans ce dernier cas, s'enflammer et la peau même s'abcéder.

L'orchite. — L'orchite ou inflammation du corps du testicule lui-même, vulgairement *chaudepisse tombée dans les bourses*, est beaucoup plus rare que l'accident précédent; mais, en revanche, il est bien plus douloureux. En effet, si le gonflement devient considérable, la tunique albuginée, sorte de coque résistante et presque inextensible, étrangle l'amande testiculaire et fait éprouver au malade de grandes souffrances. Le caractère auquel on reconnaît cette affection est la transformation de consistance qui survient dans cet organe; le testicule perd sa rénitence élastique, et semble être changé en noyau résistant induré; on a vu quelquefois des épididymites et des orchites, à un haut degré d'inflammation, déterminer des accidents analogues à ceux qu'amènent l'étranglement herniaire, des vomissements, des hoquets, une fièvre intense, quelquefois même la péritonite.

Le pronostic des deux complications dont je viens de parler n'est pas grave; elles réclament à peu près le même mode de traitement.

Si l'inflammation est considérable, une application de sangsues, au nombre de 15 à 20, dans l'aine ou au périnée, peut être fort utile; on fait suivre cette application de cataplasmes et de fomentations émollientes à la graine de lin, racine de guimauve et tête de pavot.

Si les phénomènes inflammatoires étaient peu intenses, il serait convenable d'appliquer sur le testicule malade des compresses trempées dans la liqueur résolutive suivante :

Prenez :

Eau commune,	200 gram.
Sous-acétate de plomb,	20 —
Laudanum de Sydenham,	10 —
Alcool camphré,	30 —

F. S. A. avoir le soin d'agiter la fiole chaque fois.

Le repos le plus absolu est indiqué; dans toutes circonstances, l'usage d'un suspensoir bien élastique sera d'un grand secours. Les symptômes d'inflammation à peu près disparus, si le cordon, les testicules étaient encore le siége d'engorgement, d'une sorte d'empâtement indolent, il faudrait pratiquer de légères onctions avec la pommade fondante dont la formule suit :

Prenez :

Onguent mercuriel double,	25 gram.
Extrait de belladone,	5 —
Iodure de plomb,	4 —

F. S. A. une pommade.

Les purgatifs, le calomel surtout, selon la formule ci-après, seront de puissants auxiliaires.

Prenez :

Calomel à la vapeur,	2 gram.
Jalap,	2 —

Mêlez et divisez en 4 paquets, à prendre un tous les matins à jeun, ou mieux encore user du sucre vanillé purgatif.

Phimosis. — Le phimosis, suite de la blennorrhagie, est un accident qui ne se montre que dans les cas très-aigus, encore faut-il une disposition particulière et une irritabilité de tissu extraordinaire. Voici les phénomènes qui se passent dans la production du phimosis : la membrane muqueuse, continuellement abreuvée, et conséquemment irritée par l'écoulement blennorrhagique, s'infiltre, s'hypertrophie, puis s'indure et forme comme une espèce d'anneau, qui vient couronner le sommet du gland. Cet anneau inextensible voit diminuer son ouverture de plus en plus, au point de gêner non-seulement l'émission des urines, mais aussi l'écoulement blennorrhagique lui-même.

L'irritation devient quelquefois telle, que cet anneau est comme divisé, peu profondément il est vrai, par une série de fissures ou ulcérations légères.

Le paraphimosis est l'accident constitué par l'anneau induré du prépuce, qui, par une cause volontaire ou involontaire, a été ramené en arrière.

Cet anneau vient se loger sous la couronne du gland, et, ne pouvant s'étendre et se dilater, comme le gland lui-même le fait dans l'érection ou le coït, il l'étrangle. Le paraphimosis est bien plus dangereux que le phimosis; l'inflammation qu'il amène peut déterminer de graves accidents, et même la gangrène des parties étranglées par l'obstacle de plus en plus grand qu'apportent à la circulation l'induration et l'infiltration préputiales.

Aussi doit-on chercher de bonne heure à guérir le phimosis, soit à réduire le paraphimosis. De tous les moyens, la propreté, que je pourrais appeler le *traitement préventif*, est le meilleur. Il faut ne pas laisser de souillure entre le gland et le prépuce, et l'on doit déterger souvent ces parties avec *la lotion lustrale* étendue d'eau (une cuillerée à café pour un verre d'eau) ; on appliquera à la base du gland une couronne de charpie : voilà les principaux éléments de ce traitement. Pour hâter la résolution rapidement, on pourra faire usage de la liqueur indiquée à la page 71. Il suffit, ainsi que je l'ai constaté moi-même dans une infinité de circonstances, pour réduire le paraphimosis rebelle, de la position et de la compression combinées.

Voici comment j'opère : la verge est d'abord enveloppée de linges fins et trempés dans l'eau froide ; puis, à l'aide d'une bande bien appliquée, je la comprime graduellement ; enfin, lorsqu'elle est bien comprimée, à l'aide d'un suspensoir et d'un mouchoir passé au-dessus des hanches, je relève et maintiens la verge relevée. Il est rare, après quelque temps de cette compression, aidée des lois de la pesanteur, de ne pas trouver le prépuce assez diminué pour réduire facilement le paraphimosis... Restent ensuite les moyens chirurgicaux, si, contre toute attente, la réduction n'est pas possible par les manœuvres ci-dessus.

Bubon. — Le bubon qui accompagne la blennorrhagie aiguë est excessivement rare; si quelques auteurs l'ont vu assez fréquemment, c'est qu'ils n'avaient pas bien cherché l'ulcération spécifique qui l'avait amené. Le bubon se développe ordinairement pendant la période aiguë de la blennorrhagie, dans la période d'accroissement et d'état ; on voit assez souvent l'écoulement s'arrêter pour ne reprendre qu'au moment où commence sa résolution.

Est-ce par suite d'une sorte de répercussion, d'un traitement mal dirigé, ou bien par métastase? Je penche pour cette dernière opinion: suivant moi, le développement que prennent les ganglions inguinaux est *un diverticulum* de l'irritation et de la sécrétion uréthrales. Ce bubon suppure rarement, et il disparaît promptement sous l'influence de moyens résolutifs simples, cataplasmes émollients ou liqueur résolutive indiquée à la page 71.

Arthrite blennorrhagique. — Parmi les accidents qui peuvent compliquer la blennorrhagie, il en est un que j'ai placé en dernier lieu, non parce qu'il est moins fréquent que les deux derniers, mais parce qu'il n'affecte guère que de très-jeunes sujets; je veux parler de l'arthrite. La goutte, le rhumatisme articulaire aigu ont certes pû produire, et j'en ai déjà observé plusieurs cas, un écoulement blennorrhagique; toutefois, l'arthrite que j'ai en vue dans cet article n'est point la cause, mais bien un accident de la blennorrhagie aiguë. Une inflammation plus ou moins vive envahit une plusieurs articulations, genoux, poignets ou pieds. Ces parties sont le siége d'une douleur, d'un gonflement plus ou moins considérable. C'est alors que le traitement antiphlogistique est commandé. Les bains prolongés, les sangsues au périnée, les cataplasmes et tisanes émollientes sont indiqués. Lorsque les symptômes inflammatoires sont diparus, on obtient d'excellents résultats tant de la compression méthodique des articulations que des préparations ordinaires de baume de copahu, auxquelles on peut ajouter une certaine proportion de fer. Un régime, une alimentation tonique, aidés de frictions aromatiques, achèvent complétement la résolution d'un empâtement léger mais fort tenace, suite ordinaire de l'arthrite.

M. Jules Cloquet a remarqué que, chez les femmes, l'arthrite se portait plus souvent sur les hanches, ce qui était quelquefois, dans ces cas, le point de départ de coxalgies. Les cas d'arthrite ne sont pas très-rares dans la blennorrhagie. A quoi tiennent-ils? Est-ce à une métastase ou à une sympathie articulaire blennorrhagique? Je suis vraiment embarrassé de répondre. J'ai bien vu cette forme de l'arthrite survenir à la fin d'un écoulement, ou l'écoulement se tarir au moment où se développe l'accident articulaire ; mais peut-on bien invoquer la métastase, la répercussion, comme disaient les anciens? Ne serait-on pas plus en droit d'invoquer la prédisposition, le génie individuel de la maladie, que l'inflammation blennorrhagique réveille et fait grandir par sympathie? D'ailleurs, si cet accident avait lieu par répercussion, combien ne devrait-il pas être plus fréquent en présence du grand nombre de malades qui se traitent empiriquement?

Accidents par contagion. — Outre les accidents que je viens de passer en revue, accidents pour le développement desquels un élément individuel, la *prédisposition*, est nécessaire, il est encore un autre ordre que je nomme *accidents par contagion*, parce qu'ils peuvent toujours se produire par l'inoculation directe, ou mieux par contact; je veux parler de la blennorrhagie *oculaire*, *nasale*, *anale*, *auriculaire*, *buccale*.

Blennorrhagie oculaire. — De toutes les muqueuses que la blennorrhagie peut affecter par accident, la membrane muqueuse oculaire vient en première ligne: est-ce parce qu'elle est plus exposée à la contagion, ou bien est-ce à cause de sa délicatesse, de sa plus grande impressionnabilité? Je pense que cette disposition est la seule et vraie raison qui nous montre si souvent l'ophthalmie blennorrhagique. Quoi qu'il en soit, cette ophthalmie reconnaît presque toujours pour cause le transport par contact de la matière spécifique blennorrhagique sur la conjonctive.

Quelques auteurs ont bien avancé que cet accident était dû à la suppression brusque de l'écoulement uréthral, autrement dit à la métastase; mais je révoque en doute cette origine; ce n'est pas parce que je ne l'ai jamais constaté, mais bien parce que je crois peu à la répercussion en cette matière; de plus, je refuserai de même à admettre la sympathie comme cause absolue de cet écoulement, par analogie d'abord avec d'autres muqueuses aussi délicates, qui ne sont jamais affectées, comme celles des bronches, de l'estomac, et ensuite parce que les parties supérieures du corps, soit dans l'angioleucite, soit dans l'arthrite blennorrhagique, sont infiniment moins, pour ne pas dire très-rarement attaquées.

Ensuite, la facilité avec laquelle la muqueuse oculaire peut être contaminée par des linges ou les doigts imprégnés de la matière contagieuse suffit, selon moi, à expliquer la plus grande fréquence de cet écoulement. Je ne nie pas que dans une prédisposition catarrhale la muqueuse oculaire ne puisse s'affecter comme toutes les autres muqueuses, mais je dis que cette disposition catarrhale de la muqueuse oculaire ne peut aller jusqu'à entraîner de graves désordres, qui sont souvent la conséquence de l'ophthalmie blennorrhagique. Les symptômes les plus frappants sont un écoulement de matière purulente de la muqueuse de l'œil d'une nature identique à celui du canal de l'urèthre, un larmoiement considérable avec photophobie. Le traitement de cette affection doit être des plus énergiques, si l'on veut éviter la perte de l'œil, ou, tout au moins, l'opacité de la cornée. L'azotate ou nitrate d'argent en injection, ou instillation à dose élevée; dans les cas graves, la cautérisation même, et les irrigations d'eau froide additionnée de quelques gouttes de *lotion lustrale* et rapidement lancée dans l'œil ouvert : tels sont les moyens les plus propres à combattre ce redoutable accident.

Blennorrhagie pituitaire.— La blennorrhagie nasale est très-rare; cependant elle a été remarquée plusieurs fois; j'en ai même signalé un cas tout dernièrement: mais il est vrai de dire que mon malade était affecté d'une blennorrhagie oculaire; aussi ai-je été porté à croire que la maladie s'était communiquée de la muqueuse oculaire à celle nasale par le canal nasal, l'écoulement des larmes interrompu m'ayant démontré l'inflammation de ce canal. Cependant, je ne répugne pas à croire, par ce que j'ai dit plus haut à propos de la blennorrhagie oculaire, que la blennorrhagie nasale ne

6

puisse survenir par contagion directe de la membrane de Schneider [1]. Le même traitement, azotate d'argent ou *lotion lustrale* étendue d'eau, devra être dirigé contre cette blennorrhagie locale.

[1] Une dame de soixante et un ans vint réclamer mes soins au dispensaire dans les conditions suivantes :

Toute sa face, et surtout les paupières, le nez et la lèvre supérieure, était le siége d'une tuméfaction considérable. Il existait une légère congestion des conjonctives et un abcès à la commissure gauche des lèvres. Le nez douloureux à la moindre presion, était rouge, tendu, brillant et parsemé de papilles enflammées. La lèvre supérieure était excoriée à sa surface cutanée, état évidemment déterminé par l'action irritante du liquide purulent qui s'écoulait en abondance des deux narines. La sensibilité de ces parties était si grande, que cette pauvre femme n'osait faire aucun effort pour faire sortir ce pus, et tenait seulement sa tête penchée en avant pour faciliter sa sortie. Elle avait perdu beaucoup de sa force pendant cette maladie, ce qu'elle attribuait au dégoût de tout aliment, qui prenait chez elle l'odeur infecte de son écoulement nasal.

Frappé de son état d'émaciation extrême, je crus d'abord, comme l'avaient fait les confrères auxquels elle s'était d'abord adressée, que j'avais affaire à une affection maligne ; mais, après un examen approfondi, je parvins à obtenir des renseignements qui ne devaient plus laisser de doute sur la nature de la maladie.

Six mois auparavant, elle avait reçu la visite d'un de ses fils qui, atteint d'une blennorrhagie, soutenait ses bourses au moyen d'un mouchoir. Celui-ci tomba par hasard dans la chambre de la bonne vieille, qui le prit et s'en servit pendant deux ou trois jours. Bientôt, cinq jours après, elle sentit une chaleur inaccoutumée dans la narine gauche, puis de la sécheresse, de la démangeaison, et un écoulement jaune se déclara. Peu après, la narine droite fut prise à son tour, et les yeux s'enflammèrent. Ces symptômes s'accompagnaient de céphalalgie et de lassitude. Notre malade crut d'abord être sous le coup d'un coryza; mais, le mal faisant chaque jour de nouveaux progrès, elle consulta plusieurs médecins, qui la soumirent à divers traitements infructueux.

La nature de la maladie bien établie, ma ligne de traitement était toute tracée. J'ouvris le petit abcès; je le pansai, ainsi que la lèvre supérieure et le nez, avec de la glycérine, j'ordonnai des injections d'eau tiède et du citrate de fer et de quinine en pilules de 2 grains, deux fois par jour.

Sous l'influence d'un traitement aussi simple, les symptômes cédèrent peu à peu, et une lotion de myrrhe dans les narines, quand l'inflammation eut disparu, fit cesser tout écoulement.

Le fils souffre encore d'une blennorrhée.

Malgré la fréquence de la blennorrhagie et le manque de propreté des classes inférieures, ces cas d'infection sont excessivement rares. J'ai souvent rencontré dans ma pratique des blennorrhagies nasales chez des individus affectés de blennorrhagie uréthrale: j'ai trouvé des malades présentant des ophthalmies ayant ce même point de départ; mais c'est la première fois qu'il m'a été donné d'observer cette affection frappant le nez d'une personne complétement saine d'ailleurs. — Vidal (de Cassis) ne paraît pas avoir eu connaissance d'aucun cas de blennorrhagie nasale, car dans son *Traité des Maladies vénériennes*, il dit : « Je ne sais s'il existe une blennorrhagie nasale chez l'adulte. Il rapporte seulement le fait d'un enfant dont la muqueuse nasale fut le siége d'un écoulement blennorrhagique.

Aussi l'observation de M. Edwards tirera du peu de fréquence de la maladie un intérêt puissant, qui nous a engagé à la publier.

(*The Lancet*, septembre 1857.)

Blennorrhagie auriculaire. — Je mentionne pour mémoire la blennorrhagie auriculaire, en vertu du principe établi que toutes les muqueuses qui s'ouvrent à l'extérieur peuvent être affectées blennorrhagiquement ; mais je n'en ai jamais observé ni même lu aucune observation qui y eût trait.

Blennorrhagie buccale. — La blennorrhagie buccale, que le grand développement de la muqueuse de cet orifice et les nombreuses occasions que tout le monde possède d'y porter les doigts devraient rendre plus fréquente, est cependant aussi très-rare.

A quoi cela est-il dû ? Je pense que cette préservation toute particulière est due à la couche constante de sécrétion salivaire et buccale qui tapisse la bouche et les gencives. Cette sécrétion, qui empêche, et par ses qualités (1) et par sa consistance visqueuse, la matière spécifique de contaminer la membrane muqueuse de cette partie, nous semble un corps étranger très-utilement interposé pour s'opposer à la contagion que, dans beaucoup de circonstances, des rapports dépravés pourraient amener.

Un pinceau trempé dans la *lotion lustrale pure* ou dans une solution de nitrate d'argent au dixième, en modifiant la sécrétion, la tarit bientôt après quelques applications.

Blennorrhagie anale. — La blennorrhagie anale est plus fréquemment observée chez

(1) Chlorure de sodium.

la femme (1) que chez l'homme, ce qui s'explique parfaitement par la structure et la disposition naturelle des parties qui permettent à la sécrétion de couler de la vulve sur le périnée, et de là gagner l'anus. Chez l'homme, elle reconnaît seulement pour cause le contact, accidentel ou hors nature, des parties infectées.

Cette blennorrhagie est caractérisée par un ténesme fort douloureux, une rougeur de la muqueuse rectale, rougeur beaucoup plus foncée à la marge de l'anus; de plus, l'inflammation qui siége sur la peau de cette partie produit quelquefois une telle enflure, que les plis formés par le sphincter anal paraissent profondément creusés; dans plusieurs circonstances, il m'a été donné de remarquer une ulcération siégeant au fond de chacun de ces sillons. Cette variété de maladie est fort douloureuse et souvent rebelle, entretenue qu'elle est par la position ou l'immorale habitude qui l'a engendrée.

(1) Pour de plus amples détails, lire l'article Blennorrhagie chez la femme.

Son traitement doit être énergique à l'intérieur, adoucissant et tout hygiénique dans le rectum; à l'extérieur c'est encore la *lotion lustrale* étendue d'eau qui doit faire tous les frais du traitement.

DE

LA BLENNORRHAGIE

CHEZ LA FEMME

La blennorrhagie chez la femme est moins compliquée que chez l'homme. Les parties génitales sont d'une structure plus simple; mais, en revanche, combien la blennorrhagie chez la femme est plus difficile à diagnostiquer! En effet, les parties qui en sont le siége sont très-sujettes à des écoulements d'un autre genre (flueurs blanches ou catarrhe utérin).

Les signes distinctifs sont alors très-difficiles

à établir. La matière de l'écoulement, de nature vénérienne ou non, offre souvent, avec la même abondance, même odeur, même couleur, même consistance. Les douleurs, généralement semblables, sont peu intenses lorsque l'écoulement n'occupe que le vagin, doué ordinairement de peu de sensibilité.

Mais lorsque l'inflammation, lorsque l'écoulement s'étendent au delà, en envahissant bientôt les parties internes des grandes lèvres, les petites lèvres, le clitoris, les caroncules myrtiformes et même le canal de l'urèthre entier, les douleurs deviennent vives, parfois intolérables. La démarche est pénible; la position assise est également très-douloureuse; une ardeur brûlante existe dans tout le trajet du canal, surtout lors de l'émission des urines. Les désirs vénériens sont parfois accrus. Le muco-pus qui s'écoule du vagin est d'abord muqueux, incolore, mais bientôt il devient purulent, puis lactescent et crémeux, parfois même il est visqueux en filant comme du blanc d'œuf ou des glaires; dans cette dernière circonstance le col de l'utérus est presque toujours envahi.

Cet état maladif se complique fréquemment d'abcès dans l'épaisseur des grandes lèvres, les ovaires peuvent être affectés comme l'épididyme chez l'homme. L'abondance de l'écoulement peut être si considérable que, chez la femme qui néglige de prendre les plus simples soins d'hygiène, il n'est pas rare de voir le pus âcre qui s'écoule de la vulve gagner le périnée, et de là l'anus, où bientôt il détermine soit une blennorrhagie anale, soit des chancres.

Terminaison. — La blennorrhagie chez la femme peut durer longtemps. Cette affection a une grande tendance à passer à l'état chronique; aussi doit-on, à l'aide d'un traitement convenable, chercher à éviter cette chronicité à tout prix (1). La guérison peut être obtenue d'une manière tout aussi certaine que chez l'homme à l'aide d'une bonne médication appliquée en

(1) Voir le chapitre Traitement de la Blennorrhagie chez la femme.

temps opportun; mais, soit insouciance, soit fausse pudeur ou ignorance, les femmes se soignent peu ou pas, trouvant d'ailleurs très-commode de décorer la blennorrhagie du nom de flueurs blanches. Le *diagnostic* ou moyen de s'assurer de la bénignité ou de la virulence d'un écoulement chez la femme est fort difficile. La présence d'un chancre ou ses conséquences, l'inoculation, *seuls* peuvent éclairer sur cette question. Car, à l'encontre de ce qui a lieu chez l'homme, la contagion ne prouverait pas péremptoirement que la blennorrhagie est virulente, syphilitique, attendu que cette contagion dépend plus souvent de la nature âcre et irritante de l'écoulement, d'une maladie du col de l'utérus, que de toute autre chose (1).

(1) Cette opinion, généralement admise, a été l'objet d'un travail remarquable de M. le docteur Cramoisi (*Gazette des Hôpitaux*, 1857).

TRAITEMENT
DE
LA BLENNORRHAGIE AIGUË
CHEZ L'HOMME.

Si l'on considère la prodigieuse quantité de médicaments, de formules diverses plus ou moins baroques et toujours réputés meilleurs par ceux qui les propagent, le traitement de la blennorrhagie paraîtra très-riche. Cette richesse cependant n'est qu'à la surface, n'est que *ruolzée*. Un œil scrutateur y découvre, au contraire, une profonde pauvreté.

Ce traitement si polypharmaque, ces moyens préconisés puis délaissés, laissent très-souvent le médecin dans l'embarras du choix. Aujourd'hui on compte quatre grands traitements qui réunissent plus ou moins de partisans et une somme égale à peu près de succès et de revers.

1°. **Traitement ordinaire.** — Ce traitement, dit aussi *spécifique* ou *rationnel*, est le plus répandu ; il constitue la méthode antiphlogistique et peut être divisé en trois périodes:

Première période, dite *inflammatoire.* — Au début de la blennorrhagie, lorsque l'inflammation est violente, les urines âcres, mordicantes, produisent, lors de leur émission, l'effet d'un fer rouge que l'on promènerait dans le canal. Lorsqu'on éprouve également de fortes douleurs au gland, au périnée, dans les aines, une application de quinze à vingt sangsues au périnée sera souvent très-utile. Deux ou trois grands bains tièdes, d'une heure et demie par semaine, seront encore d'un grand secours. En même temps le malade boira en assez grande quantité des tisanes de mauve, guimauve ou orge, chiendent et graine de lin ; il pourra également faire usage de la poudre suivante, qui, sous le nom vulgaire de *poudre de voyageur*, jouit depuis longtemps d'une grande vogue :

Prenez :	Poudre de sucre de lait,	4 gr.
—	de gomme arabique,	4 gr.
—	azotate de potasse (sel de nitre),	1 gr.
—	sucre grossièrement pulvérisé,	30 gr.
—	hydrochlorate de morphine,	0,02 c.

Mêlez pour un litre d'eau froide à prendre par verres dans les vingt-quatre heures.

Pendant cette période, le malade se soumettra à un régime sévère ; la diète même est parfois nécessaire ; mais, ce que l'on doit surtout observer avec soin, c'est une abstinence complète d'alcooliques, de café, de mets épicés.

On se trouvera bien d'un suspensoir convenable(1) qui, dans toutes circonstances, est une excellente précaution. L'inflammation peut devenir tellement violente, que le repos au lit devient nécessaire. Ce traitement suffit dans la majorité des cas, et un bien-être sensible se manifeste dans un laps de temps de quatre à huit jours. Si le sommeil est souvent interrompu par de fortes douleurs ou par les érections opiniâtres si fatigantes, le *camphre associé à l'opium*, selon la formule ci-dessous, aura bientôt fait disparaître cet état pénible.

Prenez : Camphre, 3 gram.
— Ext. gommeux d'opium, 20 cent.

F. S. A. *vingt* pilules.

En prendre le soir une, puis deux, puis trois, jusqu'à sédation parfaite. On pourra employer aussi le camphre en lavement à la dose de deux grammes délayés dans un jaune d'œuf, que l'on

(1) Ce qui constitue un bon suspensoir, c'est l'ampleur unie à l'élasticité, car, ainsi que son nom l'indique, un bon suspensoir doit seulement soutenir les testiscules, sans jamais les serrer ni les comprimer.

ajoute ensuite à trois cents grammes d'une décoction de guimauve concentrée. Le lupulin (*principe actif du houblon*) peut aussi être administré avec succès à la dose de 0,50 cent.

Cette préparation est surtout très-efficace dans le cas de chaudepisse cordée; il en est de même des applications d'eau froide sur la verge ou sur le périnée, soit à l'aide de compresses ou de bains froids locaux; mais le froid n'est réellement utile dans l'inflammation qu'à la condition d'être continué longtemps, en ayant soin que les compresses de linge ne se réchauffent pas.

On peut encore, dans cette période, tirer un excellent parti des injections chlorurées employées alternativement avec les injections émollientes à la guimauve, pavots ou graine de lin.

Quelques précautions générales sont très-importantes à prendre à cette époque de la blennorrhagie.

C'est ainsi qu'on évitera avec soin les peintures, jeux, lectures ou spectacles lascifs, et tout ce qui peut exciter l'érotisme.

Mais ce que je recommanderai surtout c'est de ne jamais porter les mains aux yeux, après avoir touché la verge, sans s'être lavé préalablement les mains, et avec beaucoup de soin. On devra aussi peu se couvrir et abandonner un lit trop moelleux.

Traitement de la seconde période. —Lorsque la douleur en urinant a disparu, quand les érections ne déterminent que peu ou pas de souffrances, l'écoulement ayant perdu sa viscosité, sa teinte blanchâtre pour devenir crémeux, le moment est venu de *couper la chaudepisse*, selon l'expression consacrée. Là commence réellement l'embarras du choix. Voilà néanmoins les formules les plus usitées dans les hôpitaux spéciaux, formules dont j'ai pu apprécier les bons effets dans une pratique de dix-huit années, et que j'ai choisies dans plusieurs centaines de prescriptions du même genre.

La première qui se présente est la fameuse *potion de Choppart*, que l'on prépare de la manière suivante :

Prenez :

Baume de copahu,	60 gram.
Alcool rectifié,	60 —
Sirop de baume de tolu,	60 —
Eau distillée de menthe,	60 —
Alcool nitrique,	8 —

F. S. A. Une potion que l'on prendra par cuillerées, trois à six par jour, en ayant le soin de bien agiter la bouteille chaque fois.

Cette préparation, une des meilleures que je connaisse, serait plus fréquemment employée encore, si ce n'était la saveur âcre et repoussante du baume de copahu. Bientôt, en effet, le malade est dégoûté, souvent même l'estomac ne peut supporter cette médication. Dans ce cas on peut faire usage du baume de copahu en lavement à dose croissante de 8, 15, 25, 30, 40 et 50 grammes, tenus en suspension dans un jaune d'œuf. Le savonule de baume de copahu ou le copahu saponifié, parfaitement toléré par l'estomac, a été employé avec succès dans ces dernières années.

En effet, dès juillet 1848, l'Académie impériale de Médecine, à laquelle j'adressais un long mémoire sur la saponification du Baume de Copahu, frappée des faits sur lesquels j'appelais son attention, nommait une Commission composée de *MM. Caventou, Huguier et Gibert, rapporteur.*

Des expériences publiques, instituées à l'hôpital Saint-Louis, dans le service de *M. Gibert*, établirent d'une manière incontestable la supériorité du Savonule de Baume de Copahu sur toutes les préparations de Capsules, Dragées ou Potion de Choppart employées jusqu'alors. En effet, *le Savonule de Baume de Copahu seul* réunit à l'action spécifique du baume la tolérance parfaite par l'estomac.

Mes lecteurs me sauront gré, j'en suis persuadé, de quelques détails dans lesquels je dois entrer sur le Baume de Copahu, sur les diverses transformations qu'on lui a fait subir, son mode d'action sur nos organes, et ma préparation de *Savonule de Baume de Copahu.*

S'il est en médecine un agent dont les propriétés thérapeutiques aient de la valeur, c'est sans contredit le médicament appelé *Baume de Copahu.* Les Annales de la médecine pratique fourmillent d'observations propres à en démontrer toute l'utilité, non pas seulement dans le traitement des blennorrhagies, mais encore dans las cas de catarrhes chroniques de différentes muqueuses, dans les flueurs blanches en particulier; *Ribes* a été jusqu'à lui reconnaître une vertu spécifique contre les écoulements de source vénérienne, quel que fût leur siége. *Delpech* n'accordait pas une moindre confiance au Baume de Copahu, et chaque jour des praticiens habiles en font la base des médications les plus heureuses.

Comme tout médicament, le Copahu compte des succès et des revers. Tantôt la dose est trop forte, tantôt le moment de son administration n'est pas bien choisi, ou la constitution du malade est réfractaire. Mais, disons-le hautement, les causes principales de ces insuccès sont la fraude, qui altère presque tout; la répugnance invincible que beaucoup de malades, courageux et résolus du reste, ont éprouvée par l'odeur pénétrante et le goût désagréable de ce médicament; les accidents qui surviennent fréquemment pendant le cours d'un traitement déjà en partie couronné de succès, tels que renvois, nausées, vomissements, diarrhées plus ou moins violentes. Souvent aussi le malade, délivré ou non de sa blennorrhagie, reste sujet à la gastralgie, l'innappétence; ce qui prouve que l'estomac est encore plus sensible que l'intestin à l'action irritante du Copahu.

Diverses tentatives ont été faites pour masquer l'odeur et la saveur du Baume de Copahu. D'abord on lui a associé des alcooliques et des infusions aromatiques, des huiles essentielles, qui avaient le double avantage de stimuler d'une manière agréable les apppareils du goût et de l'olfaction, et de soutenir l'estomac au niveau de la tâche qu'on lui imposait; mais le

Copahu en nature arrivait toujours au contact de la langue, du pharynx; son odeur incommodait encore le malade et ne traduisait que trop clairement à tout venant ce qu'on aurait voulu quelquefois cacher à tout prix.

Un procédé plus récent, l'emploi de capsules gélatineuses ou autres, possède l'avantage d'isoler le Copahu et d'éviter au malade le dégoût qui accompagne la déglutition. Mais, outre que cette déglutition est parfois très-difficile, les parois capsulaires souvent se fendillent ou se ramollissent, laissent transuder du Copahu; de plus, arrivé dans l'estomac, le médicament sorti de son enveloppe recouvre toutes ses propriétés et ses inconvénients, et nous avons vu qu'ils peuvent aller jusqu'à causer des accidents graves.

Il importait donc de trouver un moyen propre à faire disparaître les entraves qui s'opposent à l'administration du Copahu, à son action thérapeutique elle-même.

La nouvelle préparation consiste en un Savonule de Copahu.

1° Le fait même de la saponification implique *nécessairement* la pureté absolue du Copahu. Je dis *nécessairement*, car la solidification du Copahu par la magnésie calcinée n'est pas une garantie positive de la pureté, attendu que de mauvais Copahus, mélangés de certaines térébenthines, peuvent se solidifier plus ou moins. Le Baume de Copahu pur, de source authentique, *seul* se saponifie, *seul* il peut acquérir une bonne consistance pilulaire. Une foule d'expériences comparatives nous ont parfaitement édifié sur cette question, et il sera facile à qui que ce soit de s'en convaincre.

2° La résine, complétement saponifiée, devient digestible, assimilable, partant plus de vomissements, de gastrites et autres accidents plus ou moins considérables causés par l'indigestibilité de la résine. (Fait admis depuis longtemps.)

3° Le Copahu, rendu ainsi innocent, n'irritera plus la muqueuse intestinale, ne provoquera plus une sécrétion aussi brusque, aussi abondante, ne déterminera plus de contractions aussi actives de ce canal, et par conséquent il demeurera plus longtemps en contact avec les surfaces absorbantes; et s'il est vrai, comme l'affirment les thérapeutistes et comme le démontrent au moins en partie les qualité de l'urine sur l'individu soumis à l'influence du Copahu, que les effets de ce médicament sont dus aux particules qui pénètrent dans la masse du sang pour se rendre en partie dans la trame des tissus malades, en partie dans les urines qui baignent la surface de ces mêmes organes, notre préparation aura l'avantage du faciliter cette absorption.

4° La présence de la soude est une condition qui permettra aux sucs gastriques et intestinaux, à la bile, d'agir avec plus de promptitude sur la substance médicamenteuse, d'en opérer plus rapidement la solution ou au moins la division, circonstance qui vient encore diminuer les chances d'une action défavorable sur l'estomac et sur les intestins.

Il résulte de ce qui vient d'être dit que la proportion utile, active d'une dose formée de Copahu, sera bien plus considérable, et que la quantité à administrer devra diminuer d'autant. Nouvel avantage, nouvelle chance d'éviter les accidents gastriques et intestinaux.

Tels sont les avantages de ma préparation. On voit qu'ils consistent surtout dans une modification profonde de la partie résineuse de Copahu ; modification telle, qu'une fois la résine saponifiée, elle est digestible et forme une émulsion qui suppose une division infinie du Baume. Quant à l'huile essentielle, qui a la plus grande importance dans l'action thérapeutique du Copahu, elle est emprisonnée en quelque sorte entre les molécules, et par conséquent son action sera moindre sur les surfaces sensibles. Mais j'ai voulu qu'elle fût nulle au moment de l'ingestion du Copahu. Pour cela, une couche de sucre déposée sur la Savonule, à l'aide d'un procédé qui m'est propre, empêche d'une manière parfaite la transudation la plus minime de Copahu, et en masque complétement l'odeur et la saveur âcres et repoussantes.

Je crois utile de présenter ici sommairement quelques détails sur mes procédés opératoires.

Le Savonule de Copahu est le produit de la combinaison directe de la soude et de la potasse avec l'oléo-résine de Copahu pur; ma couche sucrée, destinée à masquer la saveur du Baume, est un mélange de gomme, sucre et gluten, qui non-seulement constitue une enveloppe parfaite et imperméable, mais encore remédie très-bien aux reproches adressés aux capsules de gélatine et de gluten. En effet, les capsules de gélatine, d'une ingestion difficile et souvent adhérentes à la gorge, laissent parfois, en se ramollissant au bout d'un certain temps, transuder du Baume de Copahu.

Les capsules de gluten, loin de se ramollir, moisissent, se fendillent et offrent le même inconvénient.

Ma couche sucrée, au contraire, par sa combinaison, triomphe de ces obstacles, et j'ai des échantillons qui depuis plus de douze ans ont conservé leur intégrité parfaite (1847).

Les dragées de Savonule contiennent 0,25 centigrammes de Copahu saponifié, ce qui permet aux médecins de doser d'une manière prompte et facile la quantité de Copahu qu'ils jugent à propos d'administrer.

Dans quelques circonstances, notamment dans *les Blennorrhées, Suintements habituels ou Gouttes militaires*, le Savonule Lebel de Baume de Copahu pur, malgré sa valeur thérapeutique, peut rester impuissant. En effet, chez le malade doué d'un tempérament lymphatique, soit que le traitement antiphlogistique de l'inflammation ait été poussé dans ses dernières limites, soit qu'un régime trop sévère ait été longtemps imposé, le Savonule de Copahu pur peut rester sans action; il est indispensable alors de lui associer de puissants auxiliaires, tels que *le poivre Cubèbe et la racine de Ratanhia.* L'action tonique et astringente du Savonule de Copahu avec Cubèbe et Ratanhia, en donnant du ton et de l'énergie à l'organisme, procurera bientôt une guérison complète, à l'abri de toutes récidives.

J'en dirai tout autant du Savonule Lebel uni au fer (Savonule ferré). Cette médication héroïque est surtout indispensable chez la femme, où les écoulements, loin d'être toujours vénériens, sont souvent occasionnés par le mauvais régime, les veilles, un travail ingrat, l'abus des chaufferettes, enfin la faiblesse naturelle à la femme.

Les Savonules Copahu, Cubèbe et Ratanhia ou Ferré, s'emploient de la même manière et à la même dose que le Savonule pur ; on doit seulement en continuer l'usage pendant quinze jours après la disparition totale de la maladie, pour bien consolider la guérison.

Mais je dois faire ici une remarque importante au sujet de l'administration du Baume de Copahu : pour que ce dernier jouisse de toutes ses propriétés, il est nécessaire qu'il soit toléré, assimilé, afin que les urines en soient bien imprégnées. Si le Copahu purge, c'est qu'il n'est point toléré. Dans ce cas, pour en faciliter l'assimilation par le travail de la digestion, on ajoutera un peu d'opium à quelques poudres astringentes, telles que celles de ratanhia, de cachou ou de sandragon. Si les urines n'étaient pas chargées des principes du baume, on activera la sécrétion urinaire en ajoutant aux boissons ou tisanes quelque diurétique, azotate de potasse ou sel de nitre.

Dans cette 2me période de la maladie, quelques rares médecins prescrivent encore des purgatifs drastiques violents pour opérer une révulsion sur les intestins. Je crois cette méthode dangereuse, je ne la conseillerai jamais; j'en dirai tout autant de quelques remèdes populaires, tels que la poudre à canon, la coloquinte infusée dans le vin blanc ou l'eau-de-vie. Cette pratique, qui a pu réussir quelquefois comme un perturbateur violent, est des plus dangereuses.

Le *poivre cubèbe*, que l'on emploie souvent seul ou associé au Baume de Copahu, donne parfois d'excellents résultats; je l'ai indiqué dans la prescription, page 108. Voici encore quelques formules généralement employées :

Prenez :

Cubèbes pulvérisés,	30 gram.
Alun pulvérisé,	2 —

Mêler, *diviser* en six doses, à prendre trois par jour.

AUTRE.

Prenez :

Extrait alcoolique de cubèbes,	8 gram.
Alun pulvérisé,	2 —

Sordangau pulvérisé, q. s. pour 40 pilules, de 6 à 12 par jour.

AUTRE.

Prenez :

Cubèbes pulvérisés,	20 gram.
Baume de copahu,	12 —
Poudre de jalap,	3 —
Gomme-gutte pulvérisée,	30 cent.

Sirop, q. s. pour un opiat de bonne consistance.

On en prendra trois fois par jour gros comme une aveline dans une hostie; si l'estomac ne tolérait pas le poivre cubèbe, ce qui se présente assez souvent, de même que pour le Baume de Copahu, on pourrait essayer des lavements de cubèbes, d'après la formule suivante, donnée par M. le professeur Velpeau :

Prenez :

Cubèbes pulvérisés, 25 grammes, que l'on délayera dans une décoction de graine de lin, 300 grammes.

Des injections en quantité considérable ont été proposées à cette période de la maladie pour tarir tout à fait l'écoulement.

Injection de Baume de Copahu. Le Copahu, administré en injections, jouit de propriétés peu actives, comparativement à sa puissante action lorsqu'il passe à la digestion; j'ai cru néanmoins, ne fût-ce que pour l'historique de ce baume, devoir retracer ici une formule de cette injection.

Prenez :

Baume de Copahu, 30 gram.
Jaune d'œuf n° 1 ; délayez dans décoction mucilagineuse de graine de lin, 200 gram.

INJECTION DE NITRATE D'ARGENT A FAIBLE DOSE.

Prenez :

Eau distillée, 30 gram.
Nitrate d'argent cristallisé, 5 centig.

F. S. A. Une solution à conserver dans une fiole entourée d'un papier noir.

Prendre 2 ou 3 *injections* par jour.

INJECTION DE SULFATE DE ZINC.

Prenez :

Eau distillée, 125 gram.
Sulfate de zinc, 1 —
Laudanum de Sydenham, 1 —
F. S. A.

INJECTION A L'ACÉTATE DE PLOMB.

Prenez :

Eau distillée de roses,	150 gram.
Acétate de plomb cristallisé,	5 —

F. S. A.

AUTRE.

Prenez :

Eau commune,	300 gram.
Opium purifié,	1 —
Acétate de plomb liquide,	1 —

———

TRAITEMENT ABORTIF.

Dans ces dernières années, les médecins spéciaux introduisirent dans le traitement de la blennorrhagie d'importantes modifications. Au lieu de faire une médecine toute de symptômes, c'est-à-dire au lieu de combattre l'intensité de l'inflammation par les antiphlogistiques, les émollients, cette inflammation une fois détruite, au lieu d'employer les préparations balsamiques et astringentes, ces médecins imaginèrent de mettre brusquement un terme au mal, à quelque époque qu'il fût arrivé.

Ce traitement, qui reçut le nom de *méthode abortive* ou *perturbatrice*, n'est pas toujours sans danger, lors même qu'il est dirigé par des mains habiles et expérimentées; il ne peut être couronné de succès qu'à la condition d'être employé dans *certaines circonstances*, qu'il faut saisir au vol pour ainsi dire, et hors desquelles il est sans action.

On comprend en effet que si, pour employer la médication abortive, on attend que l'inflammation se soit propagée en profondeur et en surface, les moyens employés ne produisent d'autres résultats qu'une augmentation considérable de l'inflammation et de la douleur; tandis qu'au contraire, on pourra voir s'éteindre l'inflammation commençante, ou se détruire le virus blennorrhagique, si les moyens abortifs sont employés au moment convenable, c'est-à-dire au début de la maladie.

Ce début de la maladie ne peut être considéré favorable à l'emploi de cette médication qu'autant que l'inflammation est : 1° limitée à la fosse naviculaire ou un peu au delà, et 2° il varie du deuxième au quatrième jour. Hors de cette limite d'invasion et de temps, et dans la plupart des cas, le traitement est resté infructueux.

M. Ricord, le partisan le plus hardi de ce traitement abortif, dépasse bien ces données ; mais, je pense qu'il les dépasse en vain, et qu'il est prudent de s'abstenir d'un moyen *toujours douloureux et souvent inefficace*, lorsque la limite que je viens de fixer est franchie.

Du reste, dans les circonstances ci-dessus fixées, ce moyen, ou plutôt l'emploi du traitement abortif, n'est pas toujours sans danger; il ne peut, lorsque l'inflammation n'est pas détruite immédiatement (et c'est ce qui arrive le plus souvent), que donner une activité à l'inflammation, surtout dans les cas de blennorrhagie syphilitique, et déterminer, ainsi que je l'ai vu plusieurs fois, le développement de bubons qui peut-être, sans cette médication, ne se seraient pas développées. Quoi qu'il en soit de mon appréciation, comme ce moyen a présenté, à un moment donné de la maladie, des avantages certains, rarement à moi il est vrai, mais enfin à des médecins en qui j'ai pleine confiance, j'ai dû le mentionner en indiquant les conditions les plus favorables à son emploi. L'azotate d'argent, dissous et employé en injections, a été adopté de préférence à tous les autres sels avec des succès divers. L'azotate d'argent se prescrit ordinairement à la dose de 2 grammes pour 40 grammes d'eau distillée.

Quant à la manière d'agir de ce médicament, je pense qu'elle est toute substitutive. La cautérisation donne naissance à une inflammation dont l'intensité dépasse et détruit celle peu profonde et bornée de la blennorrhagie.

Traitement des complications. — Le traitement propre des accidents qui accompagnent et compliquent quelquefois la blennorrhagie aiguë simple a été indiqué à la suite de la description de chacun de ces accidents. V. ÉPIDIDYMITE, ORCHITE (*chaudepisse tombée dans les bourses*), phimosis, paraphimosis, bubon arthrite, etc. (page 37 et suivantes).

Traitement préventif des accidents secondaires. — Si le plus souvent la blennorrhagie n'a aucune conséquence fâcheuse, parfois la présence de syphilides ou autres accidents à la suite d'une blennorrhagie simple en apparence, vient révéler l'existence d'accidents secondaires d'infection vénérienne. L'inoculation *seule* peut permettre de conclure à l'existence d'un chancre caché. Ce moyen, du reste, presque toujours sûr, est loin de jouir d'une innocuité complète.

Le traitement mercuriel ne peut donc pas être regardé comme inutile. Doit-on cependant l'employer *toujours, quand même*, après une blennorrhagie? Non! Ce n'est pas qu'un traitement mercuriel bien dirigé puisse exercer une influence funeste sur la santé. Cette médication est sans inconvénients. Les abus du mercure *seuls* sont dangereux ; mais je dirai que, par mesure de précaution, un homme marié ou sur le point de se marier, agira prudemment en suivant pendant quinze jours à trois semaines un traitement préventif des accidents secondaires. (Je reviendrai sur ce sujet à l'article *Chancre.*)

TRAITEMENT

DE

LA BLENNORRHAGIE

CHEZ LA FEMME.

Le traitement de la blennorrhagie chez la femme, dans la première période dite d'inflammation, est, à peu de chose près, le même que chez l'homme; on devra employer des grands bains, des bains de siége, des lavements émollients; au besoin on pourra même faire une application de sangsues. Les boissons mucilagineuses émollientes, à la graine de lin, à la guimauve, sont encore indiquées. Les décoctions de têtes de pavots et de morelle en lotions et injections, pour combattre les douleurs trop vives, constituent d'excellents moyens; pendant les règles cependant on devra s'abstenir de toutes injections.

Lorsque la période inflammatoire est dissipée, on peut employer alors le traitement rationnel ou spécifique. Ce traitement doit surtout se composer d'injections diverses. Je ne parlerai que pour mémoire des balsamiques et des astringents comme moyens internes (1).

Ces derniers sont aujourd'hui à peu près abandonnés, car ils ne peuvent rendre de véritables services que dans un seul cas, lorsque le siége de la maladie est borné au canal de l'urèthre.

Les injections les plus employées sont celles d'eau chlorurée.

(1) Le Savonule Lebel de baume de Copahu ferré est parfaitement indiqué dans ce cas.

INJECTION AVEC L'ACÉTATE DE PLOMB.

Prenez :

Eau commune,	1,000 gr.
Acétate de plomb cristallisé,	10 —

On augmentera graduellement les doses d'acétate de plomb jusqu'à ce qu'on soit arrivé à 50 grammes.

INJECTION DE NITRATE D'ARGENT.

Prenez :

Eau distillée,	500 gram.
Nitrate d'argent cristallisé,	1 —
Puis,	2 —

INJECTION DE SULFATE DE ZINC.

Prenez :

Eau commune,	500 gram.
Sulfate de zinc,	5 —
Laudanum Sydenham,	5 —

Un très-bon moyen, que j'ai vu souvent réussir, consiste à *badigeonner*, pour ainsi dire, toute la surface du vagin avec la mixture suivante :

Prenez :

Eau distillée,	100 gram.
Tannin,	50 —

F. S. A. Une mixture que l'on emploiera avec un pinceau doux en blaireau.

INJECTION DE TEINTURE D'IODE.

Prenez :

Eau distillée,	500 gram.
Teinture d'iode,	50 —
Iodure potassium,	50 —

F. S. A. Une injection.

Cette dernière injection est également très-efficace pour combattre la leucorrhée ou flueurs blanches, qu'il est souvent facile de confondre avec un écoulement blennorrhagique ; on peut encore employer, mais d'une manière moins heureuse, les injections avec le baume de copahu, suspendu à l'aide d'un jaune d'œuf dans une décoction mucilagineuse de guimauve ou de graine de lin.

Mais la méthode par excellence, je pourrais dire *spécifique*, consiste à cautériser complétement le vagin avec le crayon de nitrate d'argent, en commençant par le col utérin et en suivant toute la surface du vagin et de la vulve jusqu'à l'orifice externe.

On sait combien la vaginite est rebelle dans certains cas; aussi a-t-on proposé un grand nombre de médications destinées à la combattre. MM. Ricord, Hourmann, Becquerel et d'autres ont indiqué, pour obtenir la guérison des cas réfractaires, des moyens excellents, sans doute, mais dont l'emploi n'est pas toujours suivi du succès qu'on attend, à cause de la difficulté d'appliquer l'agent caustique ou modificateur sur tous les points de la surface malade. Préoccupé depuis longtemps de ce point de médecine pratique, M. Nonat, après de longs tâtonnements, est arrivé à apporter à la cautérisation du vagin une modification aussi simple que facile à appliquer, et qui lui a permis de faire disparaître, dans l'espace de quelques mois, des vaginites qui avaient résisté pendant un temps très-long aux traitements usuels, et de guérir très-rapidement des vaginites en les traitant dès le principe par cette nouvelle méthode.

Jusque dans ces derniers temps, M. Nonat employait la cautérisation telle qu'on l'emploie ordinairement; c'est-à-dire qu'il badigeonnait la surface du vagin et du museau de tanche avec un gros pinceau imbibé de la solution de nitrate d'argent liquide au moyen du spéculum. Cette médication, aidée des injections émollientes et astringentes, était suivie de succès dans un certain nombre de cas; mais il en était d'autres dans lesquels il multipliait en vain les cautérisations et les injections : les symptômes de la vaginite ne cessaient jamais entièrement; et si dans l'intervalle des règles, l'écoulement vaginal perdait beaucoup de son intensité, il ne tardait pas à reparaître avec la même violence après le retour des règles. De là la nécessité de répéter les cautérisations d'une manière presque indéfinie pendant huit, dix, douze et dix-huit mois.

Frappé de la longue durée ordinaire du traitement, M. Nonat en a recherché les causes, et il a cru voir que cela dépend de ce que le gros pinceau, promené à l'aide du spéculum sur toute la muqueuse vaginale, laisse échapper à la cautérisation cette partie de la muqueuse que comprend toute la partie supérieure du vagin au-dessus du museau de tanche. Or, cette partie non cautérisée continue de sécréter du muco-pus, qui, en se mettant en contact avec le reste de la muqueuse vaginale, entretient la maladie. Toutes les fois donc que les injections ne peuvent déterminer la guérison, la vaginite ne peut céder à l'ancien mode de cautérisation.

D'un autre côté, l'influence exercée par la métrite du col sur la vaginite avait déjà mis M. Nonat sur la voie de son nouveau procédé; car on sait que la métrite du col non détruite entretient cette dernière affection. La méthode substitutive n'agissant que localement, et les points cautérisés étant seuls modifiés, il en résulte que la sécrétion qui continue dans les autres points réagit sur les parties voisines.

Partant de cette idée, M. Nonat a appliqué alors avec soin la solution de nitrate d'argent sur toute la muqueuse vaginale de la manière suivante : il promène tout autour du museau de tanche jusqu'au fond du vagin, entre le spéculum et le col de l'utérus, un petit pinceau imbibé de nitrate d'argent liquide et assez résistant pour pénétrer et glisser sans se fléchir entre le spéculum et l'utérus. En retirant le spéculum, la face opposée du vagin vient se mettre en contact avec le col de l'utérus, et par le fait se trouve cautérisée.

Depuis que ce procédé est employé dans son service, il n'a plus rencontré de vaginites rebelles à la cautérisation, et rarement le traitement demande plus de cinq à six opérations. Il se sert pour ces cautérisations d'une solution de nitrate d'argent à parties égales.

(*Gazette des Hôpitaux*, septembre 1857.)

DE LA

BLENNORRHAGIE CHRONIQUE

OU

GONORRHÉE CHRONIQUE,

BLENNORRHÉ, SUINTEMENT, SUINTEMENT HABITUEL, GOUTTE MILITAIRE.

La blennorrhée est la forme chronique de la blennorrhagie; elle est caractérisée par un écoulement moins abondant, moins coloré, moins puriforme, que dans la période aiguë de la maladie.

Quelques auteurs lui donnent le nom de suintement habituel, mais ils semblent se mettre en contradition avec eux-mêmes, en disant que c'est ce suintement habituel qui caractérise la période de déclin de la blennorrhagie.

Oui, la blennorrhée peut bien, par l'absence de toute douleur, si ce n'est un léger prurit, par la transparence de l'écoulement de plus en plus visqueux et collant, caractériser la période de déclin de la blennorrhagie; mais, pour moi, je pense que le nom de blennorrhée doit être exclusivement attribué à ces écoulements chroniques qui persistent après le traitement de la blennorrhagie aiguë, le mieux tracé, le plus consciencieusement suivi. Enfin, quelle que soit la bannière sous laquelle on se range, la blennorrhée n'en est pas moins une affection difficile à guérir, sujette à récidive, et, il faut bien le dire, la faute doit en être, la plupart du temps, imputée au malade.

A mesure qu'on s'éloigne de l'époque de tout traitement actif, voici ce qu'on peut observer chez les sujets sur lesquels se greffe cette tenace affection : la nature de l'écoulement devient de plus en plus muqueuse, plus décolorée, puis enfin transparente, tout à fait visqueuse, gluante, faisant adhérer les deux bords libres du méat urinaire.

Pendant quelque temps, cet écoulement cesse, revient plus abondant, un peu douloureux même, sous l'influence d'un écart de régime; puis enfin il se modère, pour cesser de nouveau ou reparaître sous l'influence de la moindre fatigue, et quelquefois de la moindre émotion. Nulle trace d'inflammation ne se fait remarquer; le gland n'est pas plus gros, n'est pas plus rouge qu'à l'état normal; la muqueuse uréthrale n'est pas plus colorée; quelquefois même elle est plus pâle; on dirait, surtout chez les sujets lymphatiques, que la muqueuse uréthrale ne sécrète que par suite d'une habitude contractée dans la période aiguë; c'est, en un mot, l'analogue du flux nasal, à la suite d'un coryza fort aigu, c'est un flux qui se fait sentir longtemps tout à fait passif.

Ces écoulements ne sont pas contagieux; si quelques auteurs ont pu remarquer le contraire, c'est que leurs observations ont porté sur des sujets doués d'une prédisposition malheureuse, de ceux enfin qui sont affectés là où n'existe aucune chance de contagion pour le plus grand nombre. Le traitement de cette affection demande une grande sagacité, et surtout une étude approfondie de la médication propre aux différents tempéraments des malades.

TRAITEMENT

DE LA BLENNORHÉE.

Le traitement de la blennorrhée est de la dernière importance, car cette affection est parfois très-rebelle; aussi de nombreux moyens furent-ils proposés pour la combattre.

Ce suintement, à moins qu'il ne soit entretenu par un chancre caché dans l'intérieur du canal de l'urèthre (chose rare), n'est point contagieux, ainsi que je l'ai déjà dit; le point important est de rechercher les causes. D'après ces causes, on peut diviser le traitement en traitement général ou constitutionnel et en traitement local.

Traitement général ou *constitutionnel*. Souvent chez le malade doué d'un tempérament lymphatique, soit que le traitement antiphlogistique de l'inflammation ait été poussé dans ses dernières limites, soit que le malade ait été astreint à un régime trop sévère, souvent, dis-je, un régime tonique, substantiel, composé de viandes rôties, de vin de Bordeaux, quelques préparations de fer ou de quinquina aidant, produira les plus heureux effets ; mais le moyen curatif par excellence, c'est le Savonule de Copahu ferré, continué pendant un mois au moins à la dose de 10 dragées par jour. Les bains froids, les bains de mer, les eaux minérales ferrugineuses, seront encore fort utiles. On peut aussi employer avec plein succès les remèdes appropriés au traitement de la seconde période de la blennorrhagie tels que copahu, cubèbe.

Dans ces dernières années, on a constaté les

bons résultats de l'emploi des chlorures tant à l'intérieur que topiquement. A l'intérieur, le chlorure de chaux peut être administré selon la formule suivante :

Prenez :

Chlorure de chaux,	1 gram.
Extrait d'opium,	50 centigr.
F. S. A. 50 pilules.	

En prendre de 6 à 10 par jour.

On peut employer en injections soit le chlorure de chaux liquide, soit le chlorure d'oxyde de sodium (liqueur de Labarraque). J'ai souvent été à même d'observer les meilleurs effets des pilules suivantes :

Prenez :

Térébenthine de Venise,	3 gram.
Sulfate de zinc,	3 —

pour 30 pilules à prendre 6 à 10 par jour, graduellement.

Voilà à quoi se résume à peu près le traitement général ou constitutionnel; le *traitement local* est des plus variés ; par ce dernier, on s'efforce presque toujours de ramener l'écoulement de l'état chronique à l'état aigu, et d'agir sur ce dernier comme sur un écoulement de date récente; pour y réussir, on emploie soit des injections irritantes, caustiques (1) ou astringentes, soit l'application locale de moyens thérapeutiques, tels que vésicatoires au périnée, l'électricité ou les *catéthers solubles*.

INJECTIONS CAUSTIQUES.

Prenez :

Chlorure de chaux,	4 gram.
Teinture d'opium,	4 —
Eau distillée,	200 —

F. S. A. une injection.

AUTRE.

Prenez :

Nitrate d'argent cristallisé, 0,50 centig.

(1) On ne doit jamais employer d'injection *à formules inconnues*, source malheureuse d'inflammation et de rétrécissements si communs de nos jours.

Eau distillée, 30 gram.

F. S. A. une injection.

AUTRE.

Prenez :

Sublimé corrosif, 10 centigr.

Eau distillée, 240 gram.

F. S. A. une injection.

INJECTIONS IRRITANTES.

Prenez :

Eau distillée, 100 gram.

Iodure de fer, 10 centigr.

F. S. A. une injection.

AUTRE.

Prenez :

Eau distillée, 90 gram.

Teinture d'iode, 4 gouttes.

F. S. A. une injection.

Les INJECTIONS ASTRINGENTES les plus utiles sont les suivantes :

Prenez :

Gros vin de Cahors,	150 gram.
Tannin,	3 —
Roses de Provins,	5 —

F. S. A. une décoction de cinq minutes, passez et ajoutez le tannin.

AUTRE (Ricord).

Prenez :

Eau distillée,	200 gram.
Sulfate de zinc,	1 —
Acétate de plomb,	2 —
Laudanum de Sydenham,	4 —
Teinture de cachou,	4 —

F. S. A. une injection, agiter la bouteille chaque fois.

AUTRE.

Prenez :

Eau distillée,	200 gram.
Laudanum de Sydenham,	2 —
Acétate de plomb,	2 —
Sulfate de zinc,	2 —

F. S. A. une injection, agiter la bouteille avant de s'en servir.

Un vésicatoire appliqué au périnée (Hunter en cite un cas très-remarquable) parfois amène la guérison.

Mais ce qui m'a réussi par-dessus tout, un moyen sur l'emploi duquel je ne saurais trop insister, c'est l'usage de *catéthers solubles*, que je fais préparer sous mes yeux pour être sûr de leur bonne confection. L'action de cet excellent médicament est double; il agit à la fois et mécaniquement comme *corps étranger*, et par les substances actives et variées (suivant le cas) dont il est composé. Il est évident, en effet, pour l'homme le plus ignorant en médecine, qu'un *médicament approprié*, *constamment en contact avec le mal*, que ce mal tienne à un chancre caché ou à la muqueuse altérée dans sa nature, sera toujours couronné de succès (1). Les catéthers solubles et gradués, comme

(1) Consulter pour le choix à faire et le mode d'emploi des *catéthers solubles*, l'ordonnance détaillée qui accompagne chaque boite.

corps dilatants, rendent également de grands services aux malades dans le cas de rétrécissements. Le repos, le calme *et surtout le régime sévère* sont d'une nécessité absolue. Enfin il pourra parfois être utile, *nécessaire même*, comme condition définitive du traitement, d'avoir des rapports sexuels, mais ces rapports devront être plus ou moins éloignés, selon qu'ils produiront beaucoup ou peu d'irritation.

PROPOSITIONS.

I.

La blennorrhagie aiguë (ou chaudepisse) est une inflammation spécifique, sécrétoire, dans la plupart des cas, et particulière aux membranes muqueuses qui s'ouvrent à l'extérieur.

II.

On peut toujours la prévenir en ayant le soin, après un coït suspect, de laver *de suite* et *parfaitement* les parties génitales avec la *lotion lustrale* étendue d'eau (1).

(1) Une cuillerée à café pour un verre d'eau.

III.

Elle affecte également les surfaces qui tiennent aux systèmes muqueux et cutané, comme la surface interne des grandes lèvres, du prépuce, etc., etc.

IV.

Maladie spécifique, la blennorrhagie n'a pas besoin, pour se propager, d'une solution de continuité, comme la syphilis; la muqueuse reçoit et les lympathiques transmettent le muco-pus contagieux.

V.

Au début, et dans l'immense majorité des cas, la maladie siége dans la première moitié du canal de l'urèthre.

VI.

L'inoculation seule peut faire reconnaître une blennorrhagie aiguë simple d'une blennorrhagie virulente.

VII.

Tout traitement mercuriel doit être sévèrement proscrit dans la blennorrhagie aiguë simple.

VIII.

La médication abortive serait la meilleure si on pouvait l'appliquer soi-même, et si, dans les 19/20es des cas, le médecin n'était pas consulté trop tard.

IX.

La médication spécifique ou rationnelle ne jouit d'un succès durable qu'autant qu'elle est appliquée en temps opportun.

X.

Le copahu est le meilleur agent de cette médication, sous la condition de ne point purger et d'être entièrement absorbé.

XI.

Dans la blennorrhée, suintement habituel ou *goutte militaire*, un traitement approprié à la constitution du malade, *l'emploi rationnel des catéthers solubles*, seront toujours couronnés de succès.

XII.

On n'emploiera les injections que dans le cas où tous autres moyens rationnels auraient échoué ; il est indispensable de consulter son médecin, qui seul est juge de l'opportunité et de la nature de l'injection à employer (1).

(1) Si les injections de praticiens distingués ont pu rendre quelques services et mettre fin à des suintements opiniâtres, souvent on a remarqué de graves accidents après l'emploi d'injections à formule occulte, il est vrai, mais dont l'immense réputation (*d'après le prospectus*) est bien faite pour tenter. En effet, quel titre plus séduisant, plus magique ! *guérison en trois jours* ! j'espère lire bientôt : *en deux heures*, etc.

Un de mes honorables confrères, chirurgien en chef de l'hôpital Saint-Jean, citait dernièrement (*Gazette des Hôpitaux*, septembre 1857) une observation d'inflammation de vessie rapidemement mortelle, par suite de l'emploi d'une injection pour combattre une blennorrhée chronique, et deux cas excessivement graves où des injections intempestives avaient déterminé de violentes inflammations du canal de l'urèthre et de la vessie avec pissement de sang rutilant et semi-caillé. Chez ces deux malades, quelques dragées de copahu et cubèbes associés mirent fin à leur blennorrhée en moins d'un mois, et cela sans le secours d'aucune injection, l'effroi des premières leur faisant craindre celles que mon honorable confrère aurait pu leur prescrire sous sa responsabilité.

DU CHANCRE.

Le *chancre*, ce monstre fatal que vous auriez pu étouffer au berceau (1), au lieu de le laisser grandir, ce roi de la dévastation, le front ceint d'un bandeau de sanie, apparaît enfin avec son cortége hideux de bubons, d'ulcères rongeants

(1) Je l'ai dit dans la préface de ce livre : *Le chancre induré, source de la vérole, peut toujours être prévenu.* Pourquoi ne ferait-on pas pour le virus de la vérole ce que l'on fait chaque jour pour le virus de la rage ? Étrange aberration! Vous cautérisez vite dans une maladie heureusement rare, et vous ne faites rien pour une maladie si répandue, si souvent funeste!

10

et fétides, de nécroses et de pourritures; il faut l'arrêter dans sa marche, si vous ne voulez que dans sa lutte éternelle avec l'homme il ne porte le poison et la mort dans ce que vous avez de plus cher au monde, dans votre famille.

Le *chancre*, que l'on appelle encore *ulcère vénérien*, *ulcère syphilitique*, est un ulcère transmis par la contagion vénérienne, dont il est un accident primitif; il peut être produit soit par l'inoculation du virus dans une plaie, soit par le contact du virus avec la peau ou une muqueuse intègre.

Le chancre, beaucoup moins fréquent que la blennorrhagie, fait le plus souvent élection primitive de domicile aux parties de la génération. dans les rapports sexuels, au frein et à l'angle du gland avec la verge chez l'homme; chez la femme, aux grandes lèvres ou à l'anus, peu dans le vagin.

Personne n'est réfractaire à l'inoculation : on pourrait cependant admettre une espèce de prédisposition, car on cite dans les auteurs des sujets qui ont pu communiquer avec des femmes positivement atteintes de la vérole sans contracter la maladie, tandis que d'autres, ayant commerce avec les mêmes femmes, contractaient facilement la syphilis.

Causes occasionnelles. Le chancre, ainsi que les belles et concluantes expériences des syphilographes modernes l'ont démontré (M. Ricord entre autres), *le chancre naît du chancre*. L'infection sera bien plus inévitable, plus rapide, s'il y a solution de continuité, s'il y a déchirure du derme ou d'une membrane muqueuse. Le chancre primitif *seul* a la faculté de se transmettre par contagion.

Après un laps de temps plus ou moins éloigné du jour où l'on s'est exposé à la contagion, temps qui varie de quatre à huit jours et plus, et que l'on appelle peut-être improprement *temps d'incubation*, l'expérience de tous les jours permet moins d'admettre l'incubation, on éprouve ordinairement un certain chatouillement, puis un picotement désagréable, un sentiment de brûlure dans l'endroit où doit se montrer le chancre. Une petite tumeur, plus ou moins rouge, s'élève en s'accompagnant de démangeaison. A cette tumeur succède bientôt *la pustule caractéristique*, contenant un peu de sérosité. L'épiderme se rompt, laisse échapper la sérosité, et de là l'ulcération. Le chancre palpable est visible à tous les yeux, et il est facile à l'homme le plus ignorant en médecine, mais quelque peu observateur et soigneux de sa personne, ayant pu s'exposer à un coït suspect, de saisir ces symptômes, *qui ne manquent jamais.*

Que le chancre se développe sur la peau ou sur une muqueuse intègre, tel est l'ordre de succession des phénomènes primitifs. L'action du virus syphilitique sur une éraillure ou une déchirure quelconque est beaucoup plus rapide. Dans ce cas, comme dans le précédent, de l'apparition de l'ulcération à sa période d'induration ou d'infectation générale, *s'écoule toujours un laps de temps de quatre à cinq jours, pendant lesquels on peut cautériser avec une goutte de lotion lustrale pure* (1).

Bientôt, à la base du chancre, naît *un épaississement local circonscrit, se terminant brusquement*, phénomène de l'induration, *signe certain, infaillible, de l'infection générale.* — Cette base est dure, et ses bords élevés, taillés à pic, sont proéminents et d'un rouge obscur ou cuivré. Le fond du chancre est grisâtre, à surface dure et inégale ; enfin, *comme caractère propre du chancre induré*, en pressant le doigt sur la surface du chancre, on sent qu'il existe une induration plus ou moins profonde, se confondant avec les bords, que *Bell* a heureusement comparée à une lentille, ou la moitié d'un pois sec, placée sous l'ulcération (2).

Caractères distinctifs de l'induration,

Cette induration n'arrive jamais avant le

(1) Avec cette simple précaution, la vérole doit *nécessairement* disparaître.

(2) Caractères distinctifs de l'induration.

cinquième ou sixième jour de l'apparition de l'ulcération ; de cette induration date l'infection syphilitique; la suppuration est parfois abondante; le pus, mal lié, de couleur grise, peut également être sanieux, à cause d'une certaine quantité de sang qui s'y trouve mêlée.

L'évolution du chancre induré offre à peu près constamment trois périodes : une *première période, dite de progrès* ou *de développement;* une *deuxième d'état* ou *stationnaire ;* enfin une *troisième*, dite de *réparation* ou *guérison*, à laquelle succède pendant un temps assez long l'induration si caractéristique qui disparaît elle-même à la suite d'un traitement approprié.

Chancre simple ou superficiel. Ce chancre, assez rare, reste quelquefois superficiel, sans induration de la base ni de ses bords, qui sont de niveau. Ce chancre, rentrant dans la catégorie des plaies simples, guérit le plus souvent sans le secours de l'art.

Le *chancre phagédénique ou rongeant* est, sans contredit, l'espèce la plus dangereuse;

détruisant, dévorant les chairs avec une rapidité effrayante, il laboure les tissus en tous sens. Les bords en sont irréguliers, déchiquetés, de couleur brune ou violette. Ces chancres, très-irritables, s'accompagnent souvent de douleurs vives ; le pus, qui se forme en grande quantité, est de nature séreuse, mal lié ; les chairs mortifiées exhalent une odeur de gangrène bien caractéristique.

Deux accidents accompagnent fréquemment les chancres. Le *phimosis* ou inflammation considérable du prépuce, qui empêche de mettre le gland à découvert, est déterminé par la présence d'ulcères nombreux, situés sur le prépuce, à son orifice. La grande inflammation qui accompagne le phimosis est très-défavorable dans ce sens qu'il peut exister des chancres à la base du gland. L'abandon de ces chancres à eux-mêmes d'une part, leur stagnation dans le pus de l'autre, amènent souvent des désordres excessivement graves.

Le *paraphimosis* peut exister soit que le

gland soit habituellement découvert, soit que le malade, dans le cas de phimosis, ait ramené brusquement le prépuce en arrière. Il y a alors étranglement du gland avec tuméfaction ou œdème du prépuce. La gangrène même peut envahir ces parties, si la main du chirurgien ne vient promptement, en débridant l'étranglement, y apporter remède.

Marche, durée, terminaison. Il s'écoule un certain temps avant que le chancre soit modifié dans sa marche par un traitement rationnel. Ce temps peut varier de huit à quinze jours, à moins que l'on ait affaire à un chancre phagédénique.

Dans la période de réparation, les bords de l'ulcère s'affaissent, le lit du chancre semble s'élever, la plaie se nettoie et perd sa couleur grisâtre pour laisser poindre des bourgeons charnus, tandis que la base disparaît. Telle est la marche du chancre dans son état de simplicité. J'aborde le traitement.

TRAITEMENT.

Je dirai de ce traitement ce que déjà j'ai dit de celui de la blennorrhagie. Il est peu de médecins qui n'aient proposé des moyens thérapeutiques nouveaux. Je les ai tous étudiés en jugeant moins une méthode d'après le nom de son auteur que sur des faits de guérison concluants, positifs; j'indiquerai les moyens qui me paraissent les meilleurs.

La première méthode, méthode prompte, rationnelle, mettant à l'abri de tous accidents, méthode qui, dans un temps donné, affranchira l'humanité entière du fléau qui l'étreint, *si je suis entendu, si je suis compris*, cest la *méthode locale* ou *abortive* (qui fait avorter le mal).

Le *chancre huntérien* ou *induré*, le chancre infectant, en un mot, ne passe jamais d'emblée à la période d'induration ou d'infection générale ; il est toujours précédé d'une petite tumeur ou pustule, qui dure plusieurs jours. Après tout coït suspect, on doit examiner avec soin la verge, *en cautériser immédiatement toute solution de continuité, plaie ou déchirure, avec la lotion lustrale pure.* La vérole est détruite, la préservation de l'infection vénérienne est assurée, car le chancre naissant, jusqu'au cinquième ou sixième jour, est *une maladie toute locale* (1).

La cautérisation, soit avec la *lotion lustrale pure*, soit avec tout caustique liquide, est d'un effet infaillible et n'entraîne jamais aucun accident de bubons imaginaires. Ces derniers sont presque toujours, au contraire, le résultat de l'infection générale. Les bubons d'emblée étant

(1) M. Ricord, entre autres.

excessivement rares, je ne parle pas de la méthode qui consiste à enlever le chancre en taillant dans le vif avec un instrument tranchant. Cette méthode barbare, toujours douloureuse, parfois infidèle, augmente souvent le mal.

Traitement ordinaire.

La nature du chancre méconnu ou négligé, les symptômes d'inflammation violente demandent une médication antiphlogistique active; une saignée générale peut être utile aussi bien qu'une application de sangsues; cette dernière, loin des chancres ou de surfaces ulcérées, qui, sans cela, pourraient former autant de chancres que de piqûres par l'inoculation du virus. Des grands bains, des bains locaux émollients, des cataplasmes sont encore indiqués, ainsi que le repos au lit et la diète.

Si le chancre est douloureux, on devra y appliquer des compresses émollientes à l'eau de guimauve ou de graine de lin; des pansements seront renouvelés plusieurs fois par jour avec le cérat opiacé, ou mieux encore avec la solution suivante :

Prenez :

Eau de laitue,	200 gram.
Extrait d'opium,	2 —

F. S. A. une solution.

Le *chancre* est-il *indolent*, peu douloureux, on devra le toucher légèrement avec la lotion lustrale pure. Si la douleur, sous l'influence de ce moyen, se réveillait par trop, on reviendrait au cérat opiacé. On pourra employer également la charpie sèche ou imprégnée de *vin aromatique* préparé d'après la formule suivante :

Prenez :

Plantes aromatiques,	125 gram.
Vin rouge,	1,000 —
Eau vulnéraire spiritueuse,	160 —

Laisser macérer un mois.

Si les douleurs étaient trop vives, on ajouterait un gramme d'extrait d'opium par cent grammes de vin aromatique.

Le pansement du chancre pourra être effectué soit en soupoudrant le chancre indolent non enflammé d'un peu de *calomel à la vapeur*, soit en y appliquant quelques brins de charpie enduits de la pommade suivante :

Prenez :

Pommade aux concombres,	10 gr.	» c.
Calomel,	1	»
Précipité rouge,	»	5

F. S. A. une pommade.

Dans le *chancre phagédénique*, le traitement doit être aussi prompt qu'énergique. La cautérisation avec la *lotion lustrale pure* ou la pierre infernale ne sauraient toujours suffire ; on doit cautériser profondément, soit avec le nitrate acide de mercure, soit avec la solution suivante de nitrate d'argent.

Prenez :

Eau distillée,	10 gr.	» c.
Nitrate d'argent,	»	50

F. S. A. une solution.

Panser les ulcères, le matin, avec un plumasseau de charpie imbibé de cette solution; un vésicatoire appliqué sur l'ulcération à découvert produit souvent un bon effet; mais, dans ces dernières circonstances, il sera toujours nécessaire de prendre l'avis de son médecin.

Traitement de l'induration.

Le chancre disparu, l'induration caractéristique de l'infection vérienne persiste encore; dans ce cas, on emploiera avec succès la pommade suivante, conjointement avec un traitement mercuriel à l'intérieur.

Prenez :

Onguent mercuriel double,	10 gr.
Iodure de plomb,	2 —

F. S. A. Une pommade.

PILULES DE PROTO-IODURE DE MERCURE.

Prenez :

Proto-iodure de mercure,	0,50 centig.
Extrait d'opium,	0,50 —

F. S. A. 50 pilules à prendre, une d'abord le matin, en augmentant successivement d'une tous les cinq jours, jusqu'à ce qu'on soit arrivé à en prendre quatre par jour, puis revenir au point de départ (1).

M. le professeur Ricord a souvent recours au vésicatoire pansé avec la pommade mercurielle double, ou bien encore à la compression, que l'on peut employer concurremment avec la liqueur résolutive suivante :

Prenez :

Eau commune,	100 gram.
Sous-acétate de plomb,	5 —
Eau de mélisse spiritueuse,	10 —

F. S. A.

L'eau chlorurée est également bonne.

Traitement du Bubon chez l'homme.

Dans le traitement du bubon, qui est la con-

(1) Pendant ce traitement, on fera usage, matin et soir, de *l'œnolé* de salsepareille, composé à la dose d'abord de deux cuillerées par jour, puis de quatre cuillerées au bout de huit jours.

séquence immédiate de maladies locales (blennorrhagie ou chancre), on doit avant tout et à tout prix s'opposer au développement de la suppuration. Lorsqu'on s'aperçoit, chez l'homme de grosseurs dans l'aine, chez la femme dans l'aine également, dans l'épaisseur des grandes lèvres ou le voisinage de l'anus, il faut se livrer immédiatement au repos le plus absolu, activer le traitement antisyphilitique (1), et éviter les excitants généraux ou locaux. Le froid prolongé, la compression, les mercuriaux, le vésicatoire pansé avec l'onguent mercuriel, les sangsues appliquées loin de la tumeur (2), les emplâtres de *vigo cum mercurio*, constituent la médication résolutive la plus puissante; l'iodure de potassium pris intérieurement et l'iodure de plomb appliqué topiquement, seront encore de bons auxiliaires.

(1) Pilules de proto-iodure de mercure œnolé de salsepareille composé et pastilles antimoniales soufrées.

(2) Près de la tumeur il y aurait à craindre de voir surgir autant de chancres comme de piqûres.

Si, malgré l'emploi judicieux et rationnel de la médication antiphlogistique et résolutive, un foyer purulent se formait, on devra l'ouvrir de bonne heure à l'aide d'une petite incision pratiquée avec le bistouri ou la lancette. La plaie artificielle sera pansée alors comme un véritable chancre (1). Si l'on avait affaire à un bubon indolent ou induré, on pourrait faire alterner avec le traitement qui précède, le quinquina, les amers en général et la pommade mercurielle double animée par les iodures de plomb ou de potassium.

Traitement du Phimosis et du Paraphimosis.

Ce traitement a été décrit (chapitre du traitement de la blennorrhagie), sauf les cas de chancres apparents ou cachés, qui réclament impérieusement le traitement antisyphilitique ou mercuriel. Si l'inflammation est violente, on

(1) Observer avec soin le traitement du chancre que j'ai tracé à la suite de la description de ce dernier : pilules de proto-iodure de mercure œnolé de salsepareille composé et pastilles antimoniales soufrées.

appliquera des sangsues au pénil ou au périnée, mais jamais sur la verge. On emploiera également les grands bains et les bains locaux. Le traitement mercuriel du chancre (pilules de proto-iodure) est indiqué. On pratiquera entre le gland et le prépuce des injections émollientes avec la décoction de guimauve, graine de lin ou pavot. Le repos absolu, un régime sévère, la position élevée de la verge, quelques laxatifs mercuriaux (calomel ou pilules de Beloste) aideront beaucoup la guérison). On fera également, et avec succès, usage des pilules suivantes, pour combattre les érections, si douloureuses dans cette période de la maladie.

Prenez :

Camphre,	2 gr. » centig.
Extrait d'opium,	» 20

En 20 pilules à prendre, 3 à 4 dans les 24 heures.

Même traitement pour le paraphimosis. Parfois, cependant, l'intervention du médecin est nécessaire pour opérer le débridement, sous peine de voir le gland se gangrener.

TRAITEMENT DES POIREAUX.

Les poireaux, qui sont de véritables verrues, ont toujours été attribués au virus syphilitique. Le plus souvent, néanmoins, la malpropreté ou l'état de grossesse les font naître. Les poireaux font le plus souvent élection de domicile sur la muqueuse du gland ou du prépuce, à l'entrée de la vulve; sur les caroncules myrtiformes, le col ou la cavité de l'utérus. Les végétations, qui rarement reconnaissent le virus syphilitique pour cause, ne sont jamais contagieuses.

Aussi leur applique-t-on un traitement tout local, soit l'excision à l'aide de ciseaux courbes, ou la simple cautérisation à l'aide du crayon de pierre infernale ou du nitrate acide de mercure. Le mélange des poudres suivantes en amène aussi promptement la flétrissure, puis la chute.

Prenez :

Sabine pulvérisée,	4 gram.
Peroxyde de fer,	4 —
Alun calciné,	4 —

F. S. A. une poudre homogène, dont on saupoudre les végétations deux ou trois fois par jour.

PROPOSITIONS.

I.

Le chancre est primitivement une *affection toute locale, sans exception aucune.*

II.

Le chancre reste *affection locale pendant cinq à six jours*, c'est-à-dire jusqu'à ce que l'induration (si facile à constater : sensation sous le doigt d'une dureté semblable à celle que produirait une lentille ou une moitié de pois cassé) se manifeste.

III.

L'induration est la preuve certaine et irrécusable de l'infection générale.

IV.

Une goutte de *lotion lustrale préservative* pure détruit l'ulcération ou chancre primitif *immédiatement* et *sûrement*. Le virus est décomposé, coagulé *instantanément* (1).

V.

Le traitement mercuriel administré convenablement et selon les formules que j'ai indiquées, est le *traitement* spécial le plus efficace que l'on puisse appliquer au chancre induré et aux accidents secondaires et constitutionnels.

VI.

Le traitement mercuriel local et général, appliqué dès l'apparition de l'induration, peut

(1) Voir aux bulletins de l'Académie Impériale de Médecine les comptes rendus des séances des 10 avril et 8 mai 1855.

empêcher le développement d'accidents généraux.

VII.

La disparition *absolue* de l'induration *seule* donne la mesure du temps que l'on doit consacrer au traitement mercuriel.

TABLE DES MATIÈRES.

Paris. — Typ. Morris et comp., rue Amelot, 64.

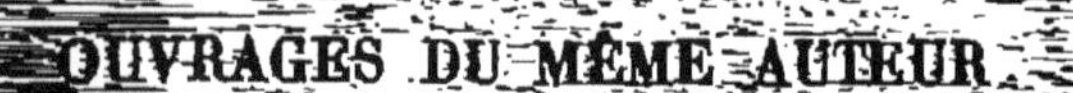

OUVRAGES DU MÊME AUTEUR.

Mémoire sur la Saponification du Baume de Copahu. — (Paris, 1848.) *Académie impériale de Médecine.*

Mémoire sur la Préservation rationnelle de la Syphilis, par l'emploi du perchlorure double de Manganèse et de fer. — (Paris, 1856). *Institut de France et Académie impériale de Médecine.*

Mémoire sur la Curabilité des Hémorrhoïdes par la poudre de scordium composée. — (Paris, 1857). *Académie impériale de Médecine.*

Paris, Typ. Morris et Comp., rue Amelot, 64.

www.ingramcontent.com/pod-product-compliance
Ingram Content Group UK Ltd.
Pitfield, Milton Keynes, MK11 3LW, UK
UKHW020329230726
13925UKWH00002B/708